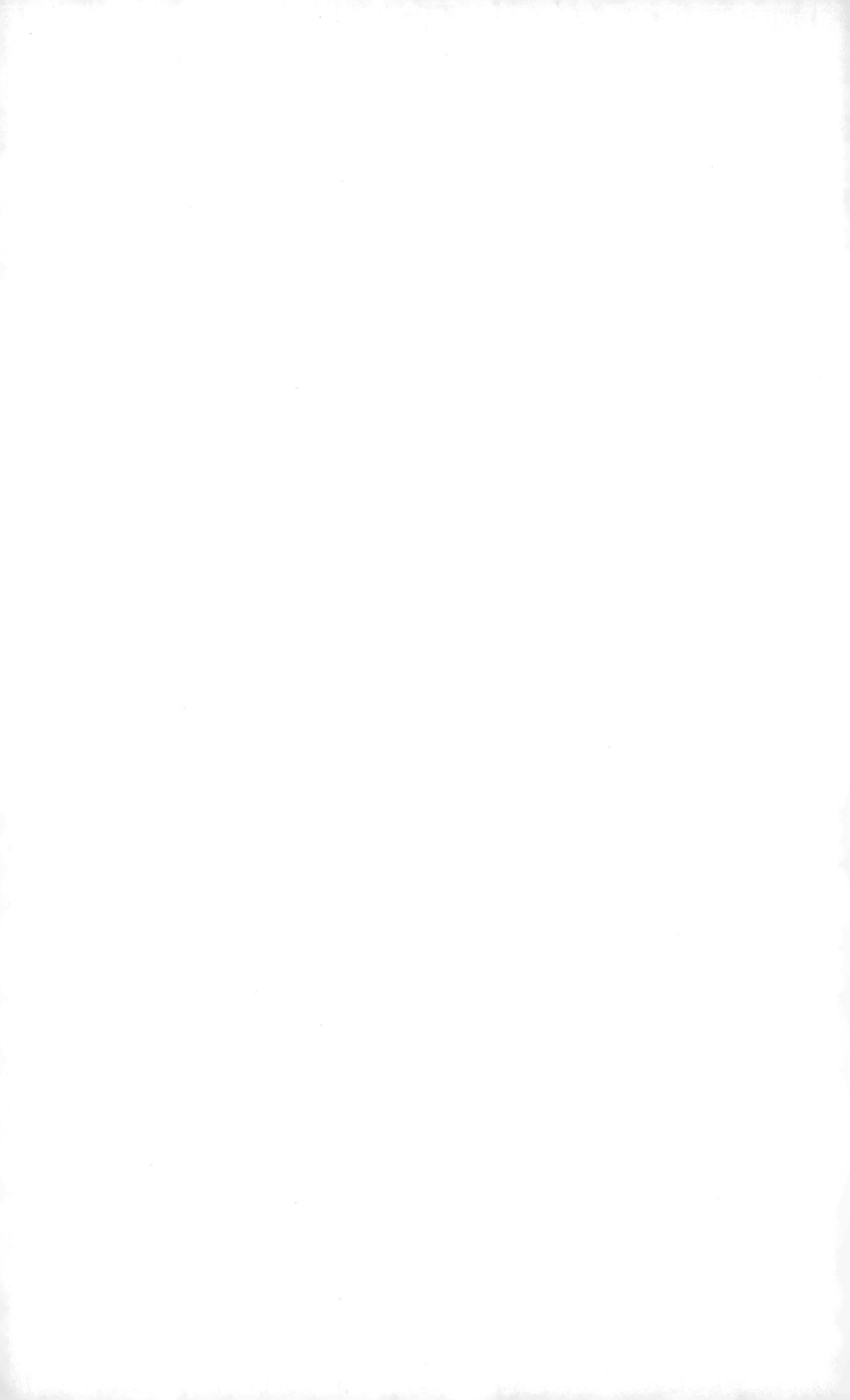

S. Kazda – Wege zu neuen Arzneimitteln

Springer
*Berlin
Heidelberg
New York
Barcelona
Budapest
Hongkong
London
Mailand
Paris
Santa Clara
Singapur
Tokio*

S. Kazda

Wege zu neuen Arzneimitteln

Geschichte der Hochdruckforschung bei Bayer

Mit 41 Abbildungen

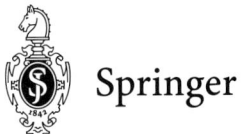 Springer

Prof. Dr. med. Stanislav Kazda
Bayer AG
Aprather Weg 18a
42096 Wuppertal

ISBN 61301-3 Springer-Verlag Berlin Heidelberg New York

Die Deutsche Bibliothek – CIP-Einheitsaufnahme
Kazda, Stanislav: Wege zu neuen Arzneimitteln: Geschichte der Hochdruckforschung bei Bayer/ S. Kazda. – Berlin; Heidelberg; New York; Barcelona; Budapest; Hongkong; London; Mailand; Paris; Santa Clara; Singapur; Tokio: Springer, 1996
ISBN 3-540-61301-3

Dieses Werk ist urheberrechtlich geschützt. Die dadurch begründeten Rechte, insbesondere die der Übersetzung, des Nachdrucks, des Vortrags, der Entnahme von Abbildungen und Tabellen, der Funksendung, der Mikroverfilmung oder der Vervielfältigung auf anderen Wegen und der Speicherung in Datenverarbeitungsanlagen, bleiben, auch bei nur auszugsweiser Verwertung, vorbehalten. Eine Vervielfältigung dieses Werkes oder von Teilen dieses Werkes ist auch im Einzelfall nur in den Grenzen der gesetzlichen Bestimmungen des Urheberrechtsgesetzes der Bundesrepublik Deutschland vom 9. September 1965 in der jeweils geltenden Fassung zulässig. Sie ist grundsätzlich vergütungspflichtig. Zuwiderhandlungen unterliegen den Strafbestimmungen des Urheberrechtsgesetzes.
Die Wiedergabe von Gebrauchsnamen, Handelsnamen, Warenbezeichnungen usw. in diesem Werk berechtigt auch ohne besondere Kennzeichnung nicht zu der Annahme, daß solche Namen im Sinne der Warenzeichen- und Markenschutz-Gesetzgebung als frei zu betrachten wären und daher von jedermann benutzt werden dürften.
Produkthaftung: Für Angaben über Dosierungsanweisungen und Applikationsformen kann vom Verlag keine Gewähr übernommen werden. Derartige Angaben müssen vom jeweiligen Anwender im Einzelfall anhand anderer Literaturstellen auf ihre Richtigkeit überprüft werden.

© Springer-Verlag Berlin · Heidelberg 1996
Printed in Germany

Satz: K+V Fotosatz GmbH, 64743 Beerfelden

Umschlaggestaltung: design & production GmbH, 69121 Heidelberg
Herstellung: PROEDIT GmbH, D-69126 Heidelberg

SPIN 10539027   27/3136-5 4 3 2 1 0 – Gedruckt auf säurefreiem Papier

Danksagung

Frau Dr. med. Rosemarie Alstaedter möchte ich für ihre wertvolle redaktionelle Mitarbeit danken.

Den Herren Prof. Dr. W.-D. Busse und Dr. F. Morich danke ich für die Anregung, diese Arbeit zu schreiben.

Den Kollegen und Mitarbeitern der ehemaligen Abteilung Hypertonie danke ich für das freundschaftliche Klima, in dem die zahlreichen Ergebnisse unserer gemeinsamen Forschung entstanden sind.

Herrn Prof. Dr. W.-D. Busse, Dr. B. Garthoff, Dr. A. Knorr und insbesondere Dr. M. Schramm bin ich für die Durchsicht des Manuskripts und zahlreiche Anregungen sehr dankbar.

Mein besonderer Dank gilt Frau Annelore Schmidt, meiner langjährigen Mitarbeiterin, für die Daten-, Bilder- und Textverarbeitung. Ohne ihren unermüdlichen Einsatz wäre dieses Buch nicht zustande gekommen.

Vorwort

Im Jahre 1994 ging in der Pharma-Forschung bei Bayer die lange und erfolgreiche Ära der Hypertonieforschung zu Ende. Diese Entscheidung fiel nach gemeinsamem Beschluß zwischen Forschung und Pharma-Management auf der Basis der allgemeinen gesundheitspolitischen Entwicklung. Es wird angenommen, daß eine geringfügige Verbesserung des Therapiestandes bei Antihypertensiva in Zukunft nicht mehr durch angemessene Preise honoriert wird. Obwohl sicher – und das geht auch aus dem folgenden Buch hervor – nach wie vor die wissenschaftliche Tür offen ist für wahre Innovationen, hat die Primärforschung mit klassischen pharmakologischen Mechanismen ohne deutlichen Quantensprung aus der Einsicht der Jahre 1994 – 1996 keine Erfolgschancen.

Am Ende einer so langen und erfolgreichen Ära in der Forschung bleiben natürlich die großen Erfolge in Form von medizinisch wichtigen Produkten lange lebendig.

Nach 20 Jahren erfolgreicher Vermarktung von Adalat sowohl in der koronaren Herzkrankheit als auch in der Hypertonie, nach der Entwicklung neuer galenischer Formen ist Nifedipin auch heute noch eines der erfolgreichsten Herz-Kreislauf-Produkte und vielleicht das wichtigste Dokument der erfolgreichen Forschung in diesem Gebiet. Von α-Methyldopa, Diuretika über weitere Kalziumantagonisten wie Nisoldipin und Nitrendipin, hat die Hypertonieforschung bei Bayer vor allem in den 80er Jahren erheblich zur Bereicherung der medizinischen Welt beigetragen.

Auch mit einigen originellen Ergebnissen der Grundlagenforschung hat Bayer einen bedeutenden Beitrag den medizinischen Wissenschaften geleistet. Breite Anerkennung haben neue Erkenntnisse über die Pharmakologie des Gefäßmuskels, die Nieren-Pharmakologie, die pathogene Rolle der Kalziumionen sowie die

Pathophysiologie und Pharmakologie der atrialen natriuretischen Peptide erfahren.

Herr Prof. Dr. Stanislav Kazda ist einer der Väter dieser erfolgreichen Forschungsrichtung, und wir freuen uns, daß er sich bereit erklärt hat, diese interessante Periode unserer Hypertonieforschung in diesem Buch zu dokumentieren.

Prof. Kazda hat aus seiner persönlichen Sicht die Erfahrungen und Detailkenntnisse zusammengefaßt und in einer Art dokumentiert, daß es nicht nur ein Augenzeugen-, sondern auch ein Erlebnisbericht ist. Für alle, die mit der Bayer Pharma-Forschung verbunden sind, und für alle, die sich mit der Hochdrucktherapie beschäftigen, ist dieses Buch ein interessanter lebensnaher Bericht, der darstellt, wie Menschen in der Forschung agieren. Es ist ein historisches Dokument, das – wenn es nicht in diesen Jahren aufgeschrieben würde – verloren ginge.

Das Buch beschreibt nicht nur die Erfolge, sondern auch die vielen vergeblichen Anläufe, die notwendig sind, innovative Arzneimittel zu entwickeln, die in einer Firma, bedingt durch aktuelle Tagesgeschehen, manchmal sehr komplex sind. Forschung ist auch manchmal ein Glücksspiel, und viele abgebrochene Projekte führen zu schmerzlichen Erinnerungen. Herr Kazda beschreibt dies Spannungsfeld der Forschung am Beispiel der Hypertonie-Forschung in anschaulicher Weise aus der Sicht eines echten Drug Hunters in der Forschung und läßt die Faszination und Herausforderung der Forschung der 70er und 80er Jahre aufleben.

Ich danke Herrn Kazda für seine Mühe und Freude, dieses Werk als Erinnerung und zur Motivation vieler Kollegen in diesem Jahr fertiggestellt zu haben.

Wolf-Dieter Busse
Leiter der Forschung
Geschäftsbereich Pharma
Wuppertal, Mai 1996

Inhaltsverzeichnis

Vorwort: W.-D. Busse

Hochdruck – eine erst spät erkannte Erkrankung 1
   Herz-Kreislauferkrankungen werden „demaskiert" 2
   „From Bright to Light" 4
   Irrungen und Wirrungen 6
   Die Welt ohne Hochdruckmittel 7
   Wechsel der Ansichten 8

Das sympathische Nervensystem 13
   Scharlatanerie mit dem Nervensystem 14
   Mißbrauch der Wissenschaft durch die Politik 15
   Die Forschung setzt sich durch 17
   Die Impulsübertragung ist chemisch 17
   Die Rezeptoren des sympathischen Nervensystems 18
   Herausforderung für die Pharmakologie 20
   Bayer kommt 22
   Methyldopa eröffnet neue Wege 23
   Schnupfenmittel machen Schlagzeilen 25
   Adrenorezeptoren im Gehirn 27
   Neue Ära in der Bayer-Forschung 31
   „Mit Prent im Trend" 32

Kochsalz und Diuretika 35
   Salz des Lebens 35
   Harntreibende Mittel 37
   Medizinstudent macht Geschichte 38
   Der zweite Triumph der Sulfonamide 41
   Neue Herausforderung für die Forschung 41
   Nebenwirkungen können nützlich sein 44
   Thiazide 46
   Wege zu Mefrusid 48
   Muzolimin 51

Natriuretisches Hormon 55
    Attraktive Hypothesen 56
    Modernes Screeningverfahren 57
    Neue Hoffnung 59
    Die Ernüchterung 60

Kalziumantagonisten 63
    Blutdrucksenkung nicht im Vordergrund 64
    Fleckenstein setzt den Meilenstein 65
    Hartnäckigkeit lohnt sich 66
    Angina pectoris ist die Zielindikation 70
    Hypertonie im Dornröschenschlaf 72
    Das hypertrophe Hochdruckherz 74
    Industrieforschung unterschätzt 75
    Dissoziation zwischen Herzhypertrophie und Blutdruck .. 77
    Sind Kalziumantagonisten auch Diuretika? 79
    Der Weg in die Hochdrucktherapie 81
    Neue Verbindungen gefragt 85
    Der DHP-Rezeptor wurde gefunden 87
    Amerika wiederentdeckt 88
    Der wissenschaftliche Triumph 91
    Zukunftsvision über den Kalziumkanal 92
    Endothelin 93
    „Endogenous Ligands for Calcium Channel:
    Mythos and Realities" 95
    Nitrendipin speziell für die Hochdrucktherapie 96
    Beispielhafte Entwicklungsarbeiten 97
    Die einzigartige Nierenwirkung 99
    Auch Administration kann die Forschung fördern 101
    Die gewebsprotektive Wirkung 103

Das Renin-Angiotensin-System 109
    Blutdrucksteigernde Nierenextrakte 110
    Vom Renin zum Angiotensin 111
    Pharmakologie greift ein 113
    Das Konversionsenzym 114
    Die Bayer-Forschung hatte gute Chancen 116
    Was wäre, wenn 118
    Gründung der Peptidchemie 119
    Neue Angiotensin-Antagonisten 121
    „Me too" – ja oder nein 122
    Grundlagenforschung ist immer dabei 124

Atriale natriuretische Peptide 127
    Die ersten monoklonalen Antikörper 129

Inhaltsverzeichnis   XI

    Die Herausforderung 131
    Die Enttäuschung 134
    Stumme Rezeptoren 135
    Neue Hoffnung 136

„**The drug of the future, the future of drugs**" 141

Bildnachweis 145

Sachverzeichnis 148

Hochdruck –
eine erst spät erkannte Erkrankung

Die Hypertonie, das heißt dauernd erhöhte Werte des intraarteriellen Blutdrucks, ist eine neue Krankheit, die in der zweiten Hälfte unseres Jahrhunderts zu der häufigsten Herz-Kreislauf-Erkrankung geworden ist. Etwa 20% der erwachsenen Bevölkerung in den Industrieländern leiden an dieser Entgleisung der Kreislaufregulation. Man kann darüber diskutieren, ob ein Zustand mit Blutdruckwerten über dem Normwert von 140/90 mmHg überhaupt als Krankheit bezeichnet werden soll. Begrifflich paßt der Bluthochdruck nicht in die geläufige Definition einer Krankheit, denn im allgemeinen versteht man darunter das Vorhandensein von subjektiv empfundenen und/oder objektiv feststellbaren körperlichen, geistigen oder seelischen Veränderungen bzw. Störungen.

Für die Mehrzahl der Patienten bleibt der Hochdruck subjektiv unbemerkt. Objektiv sind außer den erhöhten arteriellen Druckwerten über Jahre hinaus keine anderen Veränderungen feststellbar. Und selbst diese werden oft zufällig gefunden. Eine Zahlenmystik der Millimeter Quecksilbersäule, die nicht in den statistischen Mittelwert der Norm hineinpassen? Eine Krankheit der Zahlen? Bleiben wir vorerst bei den Zahlen. Sehen wir uns andere an, und wir werden das Problem gleich unter veränderten Gesichtspunkten betrachten.

Bereits im Jahre 1959 veröffentlichte der Verband amerikanischer Lebensversicherungsgesellschaften eine umfangreiche „Build and Blood Pressure Study" mit erschütternden Ergebnissen. Ein 45jähriger Mann mit normalen Blutdruckwerten von 120/80 hatte noch eine Lebenserwartung von 32 Jahren – heute sind es einige Jahre mehr – während die eines gleichaltrigen Mannes mit Blutdruckwerten von 150/100 mmHg um 11 1/2 Jahre kürzer war, d.h., nur noch 20 1/2 Jahre. Selbst bei leicht erhöhten Blutdruckwerten im Grenzbereich von 140/95 betrug die Lebensverkürzung bei einem 45jährigen Mann sechs Jahre. Bei hypertonen Frauen war die Lebenserwartung um sechs bzw. vier Jahre, d.h. etwas weniger reduziert, obwohl der Hochdruck auch für sie eine große Bedrohung darstellte.

„Ein lautloser Killer" wird die Hochdruckkrankheit genannt. Jahre- oder jahrzehntelang verursacht sie keine nennenswerten Symptome, führt aber zu einer 10-fach höheren Inzidenz von Schlaganfällen, 2 1/2-facher Häufigkeit von koronaren Herzerkrankungen einschließlich Herzinfarkt, 6-fach häufigerem Herzversagen, mehr als 2mal so oft zu peripheren Durchblutungsstörungen und Schädigungen der Nierenfunktion.

Alle diese Erkenntnisse sind relativ neu. Beruhen sie in unserer Generation vielleicht auf Ursachen der Hypertonie, die man früher nicht gekannt hat? Sehr wahrscheinlich nicht, denn die Ätiologie, die Ursache des primären Hochdrucks, kennen wir bis heute nicht. Lediglich in knapp 10% aller Hochdruckkranken läßt sich eine zum „sekundären Hochdruck" führende Krankheit der Niere, der Nebennieren, der Schilddrüse u.ä. finden.

Herz-Kreislauferkrankungen werden „demaskiert"

Die Bedeutung der Hypertonie bei invalidisierenden und tödlichen Erkrankungen konnte erst durch die großartigen Erfolge der Infektionsbekämpfung in den dreißiger und vierziger Jahren erkannt werden. Bis dahin waren Infektionen die häufigsten Todesursachen. Noch nach dem Ersten Weltkrieg betrug die mittlere Lebenserwartung 47 Jahre! Heute liegt sie bei fast 80 Jahren! Die Häufigkeit und die Schweregrade der Hypertonie – und der Herzkreislauferkrankungen insgesamt – nehmen mit dem Alter zu. Es ist verständlich, daß die Schwerpunkte der Medizin sich durch die demographische Entwicklung grundsätzlich geändert haben. Die Aufmerksamkeit der praktischen Heilkunde und vor allem der medizinischen Forschung verlagerte sich auf neue, altersspezifische Krankheiten. Heute ist es kaum zu glauben, daß der Herzinfarkt erst im Jahre 1929 in die Internationale Liste von Krankheiten und Todesfällen aufgenommen wurde. Zwangsläufig hängt damit auch die verspätete Entwicklung der Diagnostik zusammen.

Bei der Blutdruckmessung wird dies besonders anschaulich. Die erste breit anwendbare Messung des *systolischen*, d.h. des höheren Blutdruckwerts, führte 1896 der italienische Arzt Scipione Riva-Rocci durch, indem er den Puls am Handgelenk tastete, während eine aufblasbare und mit einem Manometer verbundene Manschette den Blutstrom am Oberarm unterbrach. Der Druck in der Manschette, bei dem der Puls distal wieder feststellbar wurde, zeigte den maximalen Druck in der Arterie an. Die heutige Art der Blutdruckmessung begann 1905 mit dem russischen Arzt Nikolai Korotkoff. Er empfahl, statt den Puls zu tasten, die synchronen Strömungsgeräusche an der Arterie unterhalb der Manschette auszukultieren. Das ermöglichte die zusätzliche Messung des *diastolischen*, d.h. des unteren Blutdruckwerts, der für die Erkennung des Hochdrucks genauso wichtig ist wie der systolische [Abb. 1].

Man kannte wohl schon viel früher die ungefähre Höhe des Blutdrucks in der Arterie, die Bestimmung war jedoch nur durch eine direkte, „blutige" Messung nach Punktion und Kanülierung der Arterie möglich und daher nur unter Laborbedingungen anwendbar. Die erste Blutdruckmessung dieser Art nahm 1707 der englische Landgeistliche Stephen Hales am immobilisierten Pferd vor [Abb. 2]. Er führte ein Messingröhrchen in die Halsschlagader des Tiers ein, das über ein bewegliches Stück Luftröhre einer Gans mit einem langen Glasrohr verbunden war. Das Blut aus der Schlagader führte in das vertikal gehaltene Glasrohr und stieg auf eine Höhe von ungefähr 2,7 m an. Das entsprach einem Druck von etwa 2700 Millimeter Wassersäule, d.h. umgerechnet etwa 200 Millimeter Quecksilbersäule (2700 dividiert durch das spezifische Gewicht des Quecksilbers von 13,6).

Hales konnte damit nicht nur die absolute Höhe des intraarteriellen Blutdrucks bestimmen, er beobachtete auch die rhythmische Pulsierung der Säule während der Systole und Diastole, ebenso wie die Schwankungen der Säule parallel zu den Atembewegungen des Tiers. Anderthalb Jahrhunderte später wurden diese Phänomene unter Laborbedingungen sichtbar gemacht, nachdem der deutsche Physiologe Carl Ludwig mit Hilfe der Quecksilbersäule und einem Rußkymographen das erste Manometer konstruiert hatte [Abb. 3].

Doch erst Riva-Rocci und Korotkoff machten die Blutdruckmessung für die Klinik breit anwendbar. Anstelle des direkten intraarteriellen Drucks mißt man heute nach Riva-Rocci in der Man-

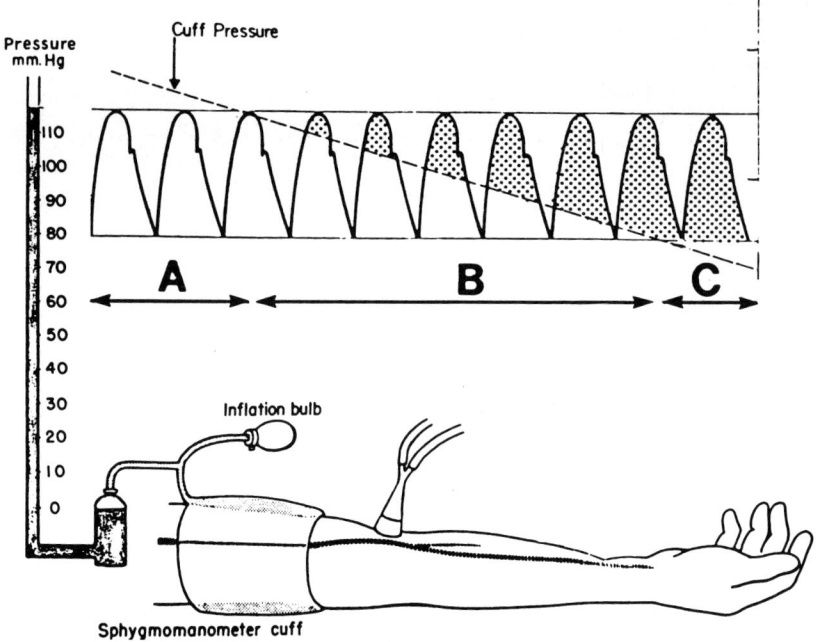

Abb. 1. Prinzip der Blutdruckmessung nach Korotkoff. *A*: Aufblasen der Manschette über den systolischen Druck. Im Stethoskop werden keine Geräusche hörbar, da der Blutfluß durch die Gefäße unterbrochen ist. *B*: Durch langsames Abblasen der Manschette sinkt der Druck auf die Gefäße. Die Gefäße unterhalb der Manschette beginnen zu pulsieren, was sich im charakteristischen Geräusch äußert. *C:* Nach dem Absinken des Manschettendrucks unterhalb des diastolischen Druckes hört auch die hörbare Pulsierung auf (nach Comroe, 1983) Mit freundlicher Genehmigung WW Norton & Company, New York

schette den Druck, der zur Unterbrechung des Blutstroms in der Extremität nötig ist, eine ganz simple Überlegung und einfache Erfindung. Jedoch ermöglichte sie die Blutdruckmessung auf breiter Basis und trug ganz entscheidend zum heutigen Verständnis der Hypertonie als Massenkrankheit bei.

„From Bright to Light"

Mindestens seit dem Mittelalter wurde zur ärztlichen Beurteilung der Patienten der Puls gefühlt. Dabei übernahm man Kenntnisse

Abb. 2. Die erste Messung des intraarteriellen Druckes durch Stephen Hales 1707 (nach Comroe, 1983) Mit freundlicher Genehmigung WW Norton & Company, New York

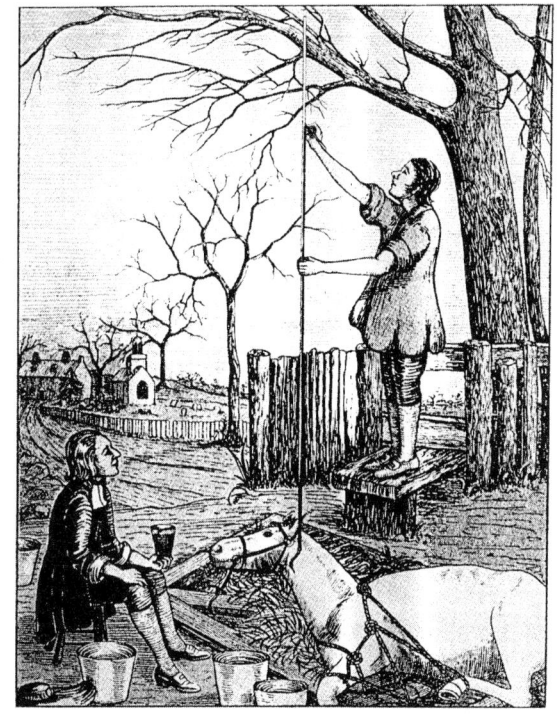

über den Pulsschlag direkt aus der Antike, denn schon Galen (ca. 129–ca.199) hatte die „pulsierende Eigenschaft" der Arterien beschrieben. Aber erst William Harvey (1578–1657) konnte durch die Entdeckung des Blutkreislaufs („...de motu cordis et sanguinis") den Puls und seinen Charakter den Phasen der Herztätigkeit und dem sich ändernden Druck in den Arterien zuordnen.

Als Richard Bright 1836 bei einigen nierenkranken Patienten den „harten Puls" im Zusammenhang mit vergrößerten Herzen beschrieb, konnte das Konzept der Hochdruckkrankheit („Bright-Krankheit") etabliert werden. Bright schrieb, daß die Erkrankung der Nierengefäße „so affects the minute and capillary circulation, as to render greater cardiac action necessary to force blood through the distant subdivisions of the vascular system".

Seine sorgfältigen Beobachtungen in Klinik und Pathologie waren in der Tat der Startpunkt zur Geschichte der Hypertoniefor-

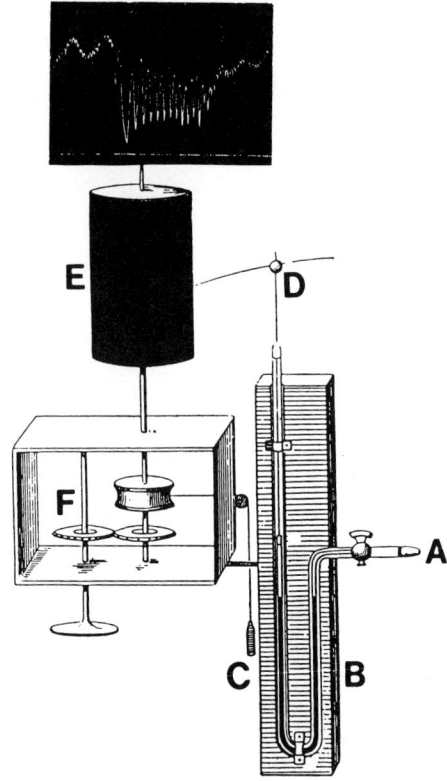

Abb. 3. Die erste Aufzeichnung des intraarteriellen Blutdrucks durch Carl Ludwig 1847. Die Arterie ist verbunden mit einem Quecksilbermanometer (*A*). Der arterielle Blutdruck verschiebt die Quecksilbersäule in dem absteigenden Schenkel (*B*) nach unten, im aufsteigenden Schenkel (*C*) steigt die Säule an. Die Pulsierung des Schwimmers wird über einen Draht (*D*) auf dem Rußkymographen (*E*) aufgezeichnet. Mit einem Zahnradgetriebe wird der Kymograph in eine rotierende Bewegung gesteuert (nach Comroe, 1983) Mit freundlicher Genehmigung WW Norton & Company, New York

schung, wenn auch die Interpretation seiner Befunde die Medizin für die nächsten Jahrzehnte in eine Sackgasse führte.

Irrungen und Wirrungen

Ludwig Traube, ein führender deutscher Pathologe der zweiten Hälfte des 19. Jahrhunderts, bestätigte die Befunde von Bright und bot eine weitgehende teleologische Interpretation an. Er ging davon aus, daß das Herz einen höheren aortalen Druck erzeugen müsse, um genug Blut durch die eingeengten Nierengefäße zu bringen. Nur so könne die Niere ausreichend Urin produzieren und harnpflichtige Stoffwechselprodukte entfernen. Mit anderen

Worten: Er hielt den hohen Blutdruck für eine „kompensatorische Hypertonie" und damit lebensnotwendig für den Patienten.

Der irreführende Begriff der „essentiellen Hypertonie" stammt aus der Feder des Pittsburger Internisten Joseph Barach aus dem Jahre 1922 („Essential Vascular Hypertension"). Im Unterschied zu der Bright-Hypertonie bei Nierenkranken bezeichnet man bis heute die absolute Mehrzahl der Hochdruckfälle als „essentiell" (=unentbehrlich, erforderlich). Die Ansichten über die günstige, kompensatorische Rolle des hohen Blutdrucks fanden ihre „Bestätigung" in den ersten epidemiologischen Studien der fünfziger Jahre.

Auf der Suche nach einem Normwert des Blutdrucks stellte man eine deutliche Altersabhängigkeit fest. Ältere Menschen haben in der Regel höhere Blutdruckwerte, weil sie für deren normale Hirn- und Nierendurchblutung notwendig sind, hieß es damals. „100+Alter+10" in Millimeter Quecksilber wurde für den systolischen Druck als normal deklariert. Durch feinere Analysen konnte jedoch gezeigt werden, daß ein gesunder Mensch unabhängig von seinem Alter einen „normalen" Blutdruck von maximal 135/85 hat. Früher wurde übersehen, daß die Zahl der Hypertoniker mit zunehmendem Alter höher wird. Man hat die Hochdruckkranken und die Gesunden vermischt und ist dadurch zu falschen Normwerten gekommen.

Die Welt ohne Hochdruckmittel

Die falsche Interpretation der „essentiellen Hypertonie" ist eine der wichtigsten Ursachen für den verspäteten Beginn der Arzneimittelforschung auf diesem Gebiet. Wozu Medikamente? Der hohe Blutdruck galt als notwendig, eine Senkung erschien schädlich! Lediglich in den fortgeschrittenen Stadien einer schweren Hypertonie mit Organschäden hat man mit äußerster Vorsicht versucht, das fatale Fortschreiten der Krankheit zu bremsen, jedoch waren die Mittel dazu sehr begrenzt. Für die Physiologen, Pathophysiologen und demzufolge auch für die Pharmakologen blieb der Blutdruck bis in die Nachkriegszeit kein Thema, zum Nachteil der Kranken, der Medizin, und vielleicht ganzer Populationen.

Julius Comroe spekuliert, wie die Weltpolitik nach dem Zweiten Weltkrieg aussehen würde, wenn man in den vierziger Jahren wirksame Hochdruckmittel gehabt hätte. „Was wäre, wenn..." ist bei den Historikern immer eine heikle Art der Spekulation. Ein derartiges Gedankenspiel ist aber zumindest amüsant. Die Neuordnung der Grenzen in Europa, insbesondere die Teilung Deutschlands, wurde von drei großen Staatsmännern – dem amerikanischen Präsidenten Roosevelt, dem englischen Premier Churchill und dem Sowjet-Oberhaupt Stalin 1943 in Teheran und 1944 in Jalta beschlossen. Zu dieser Zeit war Roosevelt, der intellektuelle Anführer der Allianz, bereits schwer hochdruckkrank. Seine Blutdruckwerte lagen seit 1941 sehr hoch und schwankten im Jahre 1944 zwischen 186–260/108–150 mmHg, im Frühjahr 1945 erreichten sie Werte von 240–300/130–190. Kurz vor seinem Tode, am 12. April 1945, wurden 300/190 mmHg gemessen. Ein schwerkranker Mann mit bereits verminderter Urteilskraft. Churchill litt unter Herzschwäche und Störungen der Gehirndurchblutung, die offensichtlich sein Urteilsvermögen auch einschränkten. Stalin blieb als einziger fit. Vielleicht war das der Grund dafür, daß die westlichen Staatsmänner dem schlauen Sowjetdiktator so weit nachgaben.

Roosevelt hat bestimmt gute Ärzte gehabt. Sie verordneten ihm nur ab und zu Ruhe, Digitalis zur Stärkung seiner Herzfunktion, Kodein, um den Husten (des starken Zigarettenrauchers) zu dämpfen und Sedativa für einen besseren Schlaf. Effektive Mittel gegen den Hochdruck gab es nicht. Überhaupt lehnten kritische Ärzte eine „Blutdruckkosmetik" mit vielleicht nicht ganz unwirksamen pflanzlichen Mitteln als Scharlatanerie ab. „Was wäre, wenn..." damals Kalziumantagonisten verfügbar gewesen wären? Vielleicht hätte es keine Berliner Mauer gegeben, keinen kalten Krieg ... Doch, wie das bei solchen Überlegungen immer so ist: die Arzneimittel gab es nun einmal nicht, unter anderem auch deswegen, weil sie nicht gewünscht wurden.

Wechsel der Ansichten

Eine endgültige Absage an die „Erfordernistheorie" des hohen Blutdrucks brachten die großartigen Studien der *Veterans Administration Cooperative Study Group*: „Effects of treatment on morbidity in hypertension" aus den Jahren 1967–70. Selbst mit den damals verfügbaren Hochdruckmitteln wurde eindeutig bewiesen, daß durch eine effektive Blutdrucksenkung die Morbidität der Patienten mit schwerer Hypertonie (diastolische Blutdruckwerte zwischen 115–129 mmHg) ebenso deutlich reduziert werden kann wie die der Patienten mit leichteren Formen (90–114mmHg).

Damit war das Thema der Hochdruckbehandlung aktuell. Die *Weltgesundheitsorganisation* (WHO) ergriff die Initiative, die tatsächlichen Normwerte des Blutdrucks, die Klassifikation der Hochdruckkrankheit und die Indikation zur medikamentösen Behandlung zu definieren. Nach dem Vorbild der von Fritz Bühler errichteten *Schweizer Liga zur Hochdruckbekämpfung* gründete Franz Groß mit einigen führenden Klinikern die *Deutsche Hochdruckliga* als Institution zur Alarmierung der Ärzteschaft und zur Belehrung der Bevölkerung über die Bedeutung der Hochdruckkrankheit und die Notwendigkeit ihrer Erkennung und Bekämpfung. Die Tatsache, daß man heute in jeder Arztpraxis und beinahe in jeder Apotheke seinen Blutdruck messen kann, ist den Aktivitäten der Liga zu verdanken. Die wissenschaftliche Sektion hat ihre Aufgabe, die Hochdruckforschung zu stimulieren und zu fördern mit Erfolg realisiert.

Die intensive Forschung an Universitäten und in der Industrie hat mehrere Aspekte der Hochdruckpathogenese geklärt. Dabei ist die Entdeckung neuer antihypertensiver Medikamente und die Erforschung ihrer Wirkungsmechanismen einer der wichtigsten Beiträge. In den nachfolgenden Kapiteln versuchen wir, dies im Detail darzulegen. Sympathikushemmer, Kalziumantagonisten, Substanzen, die in das Renin-Angiotensin-System oder in das System der atrialen natriuretischen Peptide eingreifen, bereichern in erheblichem Maße die therapeutischen Möglichkeiten. Darüber hinaus konnte die Bedeutung dieser Systeme an der Pathogenese des Hochdrucks in vieler Hinsicht erst dank der neuen Substanzen richtig verstanden werden.

Die Wissenschaftler haben die Herausforderung der Zeit verstanden. Bis Ende der sechziger Jahre gab es weltweit nur eine einzige wissenschaftliche Gesellschaft, die sich mit dem Hochdruckthema beschäftigte: der 1949 von Irvin Page und Kollegen im Rahmen der *American Heart Association* gegründete *Council for High Blood Pressure Research*, eine eher exklusive Vereinigung prominenter Hochdruckforscher.

Franz Gross, Cesare Bartorelli, Sir George Pickering, Jaques Genest und einige andere bedeutende Männer der Hochdruckszene der 60er Jahre riefen mit ganz anderen Zielen die *International Society of Hypertension* (ISH) ins Leben. Diese internationale Gesellschaft sollte vor allem informieren und mobilisieren. Unter dem Motto: „Hochdruck muß bekämpft werden" fuhren Franz Groß und Cesare Bartorelli durch die Lande, hielten Vorträge vor Ärzten und auch vor Laien, um einfach die Aufmerksamkeit auf den Hochdruck zu richten.

Die beachtenswerten Bemühungen der ISH und die nationalen Hochdruckprogramme der entsprechenden Liga-Gesellschaften hatten großen Erfolg. Während in ihrer Gründungszeit der Bekanntheitsgrad der Hypertonie und damit die Erfassung der behandlungsbedürftigen Hochdruckkranken sehr gering war, schätzte man die Zahl im Jahre 1980 immerhin auf 50% und heute in einigen Ländern schon auf mehr als 75%. In manchen Gebieten werden sogar mehr als 80% der Hochdruckkranken erfaßt und behandelt. Und nicht nur das.

Die medikamentöse Behandlung des Hochdrucks – selbst wenn man nur den Einsatz älterer Arzneimittel bewertet – war eindeutig erfolgreich. Eine im Jahre 1993 vom *National Institute of Health* veröffentlichte Metaanalyse von 14 randomisierten Studien an größeren Populationen zeigte, daß eine medikamentöse Senkung des diastolischen Blutdrucks um 5–6 mmHg eine Abnahme der Hirnschlaghäufigkeit um 42% zur Folge hatte, was nahezu mit der statistischen Vorhersage von 35–40% übereinstimmte. Auch die Häufigkeit der Herzinfarktrate sank innerhalb der 4–6-jährigen Behandlungsperiode um 14%, wenn auch die Vorhersagen von 20–25% nicht erreicht werden konnten. Gut und weniger gut. Hirnschläge machen in der Gesamtmorbidität der Hochdruckkranken wesentlich weniger aus als Herzinfarkte. Außerdem wurden nur die Zahlen der Morbidität und nicht der Mortalität als Kriterien berücksichtigt.

Ähnlich eindeutige Ergebnisse brachte eine andere, umfangreiche Studie, die von der *Glasgow Blood Pressure Clinic* 1986 veröffentlicht wurde. Dabei beobachtete man 3783 nicht-maligne Hypertoniker über 6,5 Jahre unter Verwendung des Mortalitäts-

Kriteriums. Durch die medikamentöse Behandlung wurde die alters-adjustierte Mortalität der Hochdruckkranken signifikant reduziert, umso mehr, je größer die Blutdrucksenkung war. Dennoch zeigten die Vergleichsanalysen der Lebenserwartung deutlich, daß das relative Risiko der behandelten Hypertoniker zwei bis fünfmal so hoch ist wie das der vergleichbaren Gesamtpopulation.

Beide Auswertungen zeigten eindeutig, daß eine konsequente Behandlung der „essentiellen" Hypertonie die Morbidität und Mortalität reduziert, sie jedoch nicht auf das Niveau der normotensiven Population senken kann. In beiden zur Auswertung stehenden Populationen fanden lediglich zwei ältere Wirkstoffgruppen Anwendung: Diuretika und Beta-Blocker.

Mit den neueren Arzneimitteln wie Kalziumantagonisten oder Angiotensin-Conversionshemmern wurden derartige Langzeitstudien an großen Patientenkollektiven bis jetzt nicht durchgeführt. Theoretische Aspekte lassen bei diesen auf die Pathogenese orientierten Arzneimitteln ein besseres Ergebnis erwarten. Sicher ist es allerdings nicht. Auf die Beeinflussung der Langzeitmorbidität und -mortalität ausgerichtete klinische Studien können bei Hochdruckkranken nur unter enormem Zeitaufwand und hohen Kosten durchgeführt werden.

Wie auch immer betrachtet, stellen die zweideutigen Ergebnisse der Langzeitanalysen eine Herausforderung für die Arzneimittelforschung dar. Im Unterschied zur Pionierzeit der 50er- und 60er Jahre muß nun unter ganz anderen Kriterien nach neuen Medikamenten gesucht werden. Wenn für die Sympathikushemmer oder für die Diuretika die Blutdrucksenkung das alleinige Kriterium war, so muß die Forschung heute auf den Schutz gegen hochdruckbedingte Organschäden und auf die Erhöhung der Lebenserwartung ausgedehnt werden. Aber auch hierbei ist immer zu berücksichtigen, daß die Ursachen der „essentiellen" Hypertonie nach wie vor unbekannt sind. Bei der Vielschichtigkeit ihrer Pathogenese ist es unwahrscheinlich, daß es eines Tages gelingen wird, durch „Impfung" oder gentechnische Methoden die Entstehung des Hochdrucks völlig zu verhindern.

Das sympathische Nervensystem

Die erste Gruppe der in die Hochdrucktherapie eingeführten Arzneimittel waren Medikamente zur Unterdrückung der Aktivität des sympathischen Nervensystems; aus heutiger Sicht eine scheinbar paradoxe Entwicklung, wenn man bedenkt, daß zur damaligen Zeit die Aufmerksamkeit der (noch spärlichen) Überlegungen über den Hochdruck sich auf die Niere konzentriert hat. Seit Richard Bright (1836) betrachtete man die Hypertonie doch als Erkrankung der Nierengefäße. Gerade die kranke Niere war jedoch Ausgangspunkt für die Eingriffe in das sympathische Nervensystem der Hochdruckkranken. Es war Irvin Page, der diese Gedanken ins Rollen gebracht hat. Eigentlich hatte er nicht die Absicht, den Hochdruck über den Sympathikus zu behandeln; er wollte nur wissen, ob das jahrhundertealte Dogma stimmt, daß der Hochdruck tatsächlich eine notwendige („essentielle") Anpassung zur Aufrechterhaltung der Durchblutung und Ausscheidungsfunktion der kranken Niere sei. Um das zu prüfen, mußte er auf irgendeine Weise den Blutdruck senken. Seine Zweifel über die bestehende Lehrmeinung regte Franz Volhard an mit seiner Abgrenzung der beiden Hypertonieformen, dem „roten" (später „essentiell" genannten) und dem „weißen" (malignen) Hochdruck mit unterschiedlicher Beteiligung der Niere.

Für die Beantwortung seiner Frage fand Page 1931 in seiner neuen Arbeitsstelle im Rockefeller Institut in New York eine ausgezeichnete methodische Voraussetzung. Donald van Slyke entwickelte dort gerade die Untersuchung der „clearance" vom Harnstoff als Test für die Nierenfunktion. Als Endprodukt des Stoffwechsels wird Harnstoff mit dem Blut in die Niere transportiert, um von ihr „gesäubert" (clearance) zu werden. Van Slyke bestimmte, wieviel Harnstoff pro Zeiteinheit durch die Niere ausgeschieden wird und nahm dies als Maß für die Stärke der Nierendurchblutung. Die aus heutiger Sicht nicht ganz genaue Methode war im Jahre 1930 der einzig verfügbare Test für die funktionelle Beurteilung der Niere. Page hat die Clearance-Methode 1933 benutzt zum Vergleich der „Effektivität der Nierenausscheidung, wenn der Blutdruck hoch ist mit der nach einer Blutdrucksenkung". Auf welche Weise der Hochdruck gesenkt wurde, war für ihn zunächst nicht von Bedeutung. Bei einigen Patienten sank er spontan, bei einem (von sechs) führten die Chirurgen eine sympathische Denervation der Niere durch, in drei anderen Fällen wollte er Pharmaka anwenden. Doch welches sollte er wählen? Später schrieb Page in seinen Memoiren: „Es gab so wenig Möglichkeiten, daß ich mich für eine intramuskuläre Injektion von kolloidalem Schwefel entschied. Es war, wenn ich das so sagen darf, etwas besser als die Extrakte von Mistel, Gurkensamen oder Knoblauch, die damals zur Verfügung standen".

Scharlatanerie mit dem Nervensystem

Nun öffnete nicht der Schwefel den Weg zur Hochdrucktherapie sondern die chirurgische Denervation der Niere. Also das sympathische Nervensystem. Im nachhinein ergab sich auch für Page eine Logik. „Historisch gesehen", schrieb er in seinen Memoiren, „haben die meisten Ärzte – wenn sie überhaupt eine Meinung hatten – geglaubt, daß Hypertonie auf irgendeine Art mit dem Nervensystem beginnt. Streß war der Hauptschuldner, und es wurde viel Mühe investiert, „die Persönlichkeit des Hochdruckkranken" zu definieren. Der Glaube an das gestörte Nervensystem resultierte in zahlreichen Behandlungsmethoden wie Biofeedback, transzendentale Meditation und anderen, noch weniger definierten, nicht-pharmakologischen Behandlungsmethoden. Unglücklicherweise mündete diese Richtung in einer Scharlatanerie".

Page und den westlichen Hochdruckforschern überhaupt blieb eine Art von Erfahrung erspart – die mit staatlichen Mitteln und politischem Druck durchgeführte Scharlatanerie mit dem Nervensystem in den Ländern auf der anderen Seite des eisernen Vorhangs.

In den „sozialistischen" Ostblockländern wurden in den 50er Jahren im Rahmen des gewaltsamen Siegesmarsches der „marxistisch-leninistischen" Ideologie alle Bereiche des kulturellen Lebens dieser Doktrin unterworfen. In der Medizin war es vor allem die „kortikoviszerale" Theorie von Krankheiten, die man zum unantastbaren Dogma erhob. Sie sollte die von der Sowjetunion ausgehende Zentralisierung der Macht auch „naturwissenschaftlich" und „philosophisch" unterstützen. Als Ausgangspunkt dienten die wissenschaftlich einwandfreien Arbeiten von Ivan Petrowitsch Pawlow. Pawlow entdeckte in den dreißiger Jahren, daß sich einige Körperfunktionen konditionieren *lassen*, d.h., durch Erarbeitung von konditionierten („bedingten") Reflexen *können* diese über das zentrale Nervensystem, den Gehirnkortex ausgelöst werden. Der berühmte Pawlowsche Hund konnte seine Speichelsekretion nicht nur durch den direkten Reiz der Fütterung („erstes Signalsystem") erhöhen, sondern nach wiederholter Verbindung der Fütterung mit einer optischen Stimulierung dann auch durch die alleinige Lichtstimulation. Dieses „zweite Signalsystem" wurde im Gehirnkortex lokalisiert. Später wurde von Pawlow die Möglichkeit einer derartigen Konditionierung für einige andere Körperfunktionen und eine andere Art von kortikaler Stimulation nachgewiesen. Also kann die Gehirnrinde, die „Zentrale", mit ihrer „höheren Nerventätigkeit" viele Körperfunktionen beeinflussen oder gar steuern. Insofern waren es bahnbrechende Befunde, die zweifelsohne die Erschließung neuer Forschungsgebiete ermöglicht haben. Unglücklicherweise sind sie überinterpretiert und dogmatisch in das philosophische System der Marxisten (auch mit persönlichem Einsatz von Stalin) eingebaut und in die Politik übernommen worden.

Mißbrauch der Wissenschaft durch die Politik

Die „Zentrale" ist es, die sämtliche Körperfunktionen *primär* steuert. Auch die krankhafte Entgleisung „viszeraler" (somatischer) Funktionen beginnt mit einer Störung der „höheren Nerventätigkeit" des Gehirnkortex und nicht etwa mit der lokalen Erkrankung eines somatischen Organsystems. Die „Psyche" und der daraus abgeleitete Begriff der Psychosomatik wurde als „idealistisch" abgelehnt. Nur wenn es die Zentrale erlaubt, kann sich die Funktion der Nieren, der Schilddrüse, des Gefäßsystems usw. pathologisch verändern – eine der kirchlichen Dogmenlehre vergleichbare Vergewaltigung des Denkens, auch realisiert mit den Methoden der mitelalterlichen Inquisition. Wer nicht an das „kortikoviszerale" Dogma glaubte, wurde aus Forschung und Lehre verbannt und oftmals auch aus dem beruflichen und öffentlichen Leben überhaupt. In der damaligen Sowjetunion war das Leben der Wissenschaftler besonders hart. An die Macht kamen karrierebesessene Demagogen, Fälscher und Scharlatane. Leute, die bereit waren, ihr Gewissen wegen persönlicher Vorteile an einen Machtapparat zu verkaufen, gab es in allen totalitären Systemen seit jeher zur Genüge.

Der sowjetische Parteiphysiologe Bykow war damals der einflußreichste. Anhand naiver, oft gefälschter Argumente hat er durch die „kortikoviszerale Pathogenese" beinahe alle Krankheiten erklärt. Die Hochdruckkrankheit bot sich als eine der ersten an. Der Leningrader Internist Lang „erarbeitete" in seinem Buch nicht nur das theoretische Konzept, er setzte es gleich in die Behandlungspraxis um. Die „Normalisierung" des Zentralnervensystems durch eine „Schlaftherapie" wurde als heilsam für die Hypertonie propagiert und von mehreren Ärzten ohne Beweis der Wirksamkeit widerstandslos akzeptiert.

Nur wenige waren so mutig, sich dem Dogma mit sachlichen Argumenten öffentlich zu widersetzen. Nach meiner Erinnerung gehörte vor allem Jan Brod dazu, ein damals in Prag arbeitender Hochdruckforscher mit weltweiter Ausstrahlung. In sorgfältig durchgeführten kontrollierten Studien wendete er die empfohlene „Schlaftherapie" unter Hypnose oder Gabe von Schlafmitteln an und fand überhaupt keinen Effekt auf den Verlauf des Hochdrucks. Die Arbeit wurde zwar in den fünfziger Jahren publiziert, aber man verweigerte Brod für lange Zeit die Professur.

Verbannen konnten die Machthaber Jan Brod nicht. Dafür galt er schon damals als eine zu große Persönlichkeit mit internationaler Anerkennung. Abgesehen davon war die Atmosphäre in der damaligen Tschechoslowakei toleranter als in der Sowjetunion. Servile Karrieristen gab es dort zwar auch; die Mehrzahl der Wissenschaftler fand allerdings einen Ausweg, indem sie das Forschungsgebiet des Zentralnervensystems sorgfältig mied. Ein anderes Extrem, das uns, die wir damals als heranwachsende Anfänger noch Abscheu vor der demagogischen Glorifizierung der kortikoviszeralen Theorie hatten, für längere Zeit aversiv gegen jegliche zentralnervöse Einflüsse in der Hochdruckgenese prägte. Das war auch falsch.

Brod ist doch emigriert, aber erst 1968 und war dann bis zu seinem Tod 1985 Vorstand der Nephrologischen Klinik in Hannover.

Die Forschung setzt sich durch

Doch nun zurück zum sympathischen Nervensystem. Für die nächste Dekade blieb die Hochdrucktherapie Domäne der Neurochirurgen. Adson, Heuer (in Zusammenarbeit mit Page), Smithwich und einige andere modifizierten die Eingriffe am sympathischen Nervensystem, angefangen mit der partiellen Entfernung sympathischer Nerven, erweitert auf eine totale Exzision des sympathischen Stranges und schließlich mit zusätzlicher Entfernung der Nebennieren als Quelle des Adrenalins. Damit war der Weg zur Pharmakotherapie auch wissenschaftlich geebnet.

„Die Neurochirurgen verschwanden später spurlos aus der Hochdruckszene, ähnlich wie der verlorene Kontinent Atlantis, aber sie dienten einem wichtigen Zweck: sie bewiesen daß die maligne Hypertonie therapiert werden kann, und möglicherweise sogar mit Arzneimitteln" (Comroe 1983).

Die Impulsübertragung ist chemisch

Die Voraussetzungen für den Schritt in die Pharmakologie und damit für die Suche nach den Sympathikus beeinflussenden Substanzen wurden durch die bahnbrechenden Erkenntnisse der Physiologie der Impulsübertragung im vegetativen Nervensystem geschaffen. Der entscheidende Befund kam von dem Pharmakologen Otto Loewi. Er publizierte 1921 in Graz die ersten Ergebnisse seines einfachen und genialen Versuchs: Zwei isolierte Froschherzen, das eine mit, das andere ohne Nerven, wurden an eine Kanüle mit physiologischer Salzlösung (Ringer) angeschlossen. Nach einer elektrischen Reizung des Vagusnervs (Parasympathikus) kam es zu einer Verlangsamung der Herzschläge des ersten, innervierten Präparats bis zum völligen, reversiblen Herzstillstand. Zu diesem

Zeitpunkt wurde die Ringerlösung von dem ersten auf das zweite, denervierte Präparat übertragen. Auch bei diesem Herzen verlangsamten sich die Schläge und schwächten sich ab, als ob der Vagusnerv stimuliert worden wäre. Diese Ergebnisse zeigten eindeutig, daß der Vagusnerv das Herz nicht direkt beeinflußt, sondern daß seine Reizung chemische Substanzen freisetzt, die – wenn übertragen – die gleiche Modifikation der Herztätigkeit hervorrufen wie die Reizung des Nervs allein. Der Überträgerstoff wurde bald als Acetylcholin identifiziert, sein abbauendes Enzym – die Cholinesterase – gefunden und durch Hemmung seiner Aktivität durch Eserin die Wirkung von Acetylcholin verstärkt.

Feldberg und Dale erweiterten die Theorie der chemischen Impulsübertragung auf alle präganglionären sympathischen oder parasympathischen Nervenfasern und deren entsprechende Ganglien. In allen Fällen war Acetylcholin der Überträgerstoff, die gleiche Substanz, die Dale auch bei der Impulsvermittlung im Skelettmuskel nachweisen konnte. Dale und Loewi erhielten für diese Entdeckungen 1936 den Nobelpreis für Physiologie.

Später gelang in Loewi's Herzpräparaten auch der Nachweis, daß in den *post*ganglionären Fasern des Sympathikus (N. accelerans) ein anderer Überträgerstoff für die Beschleunigung der Herzschläge freigesetzt wird: es wurde das Adrenalin vermutet. 1946 hat Ulf von Euler diese Vermutung korrigiert, indem er das *Nor*adrenalin als den tatsächlichen postsynaptischen Transmitter im sympathischen Nervensystem entdeckt hat. Julius Axelrod beschrieb die Kaskade der Biotransformation der Katecholamine einschließlich der dazu vorhandenen Enzyme [Abb. 4] und erhielt 1970 dafür den Nobelpreis.

Die Rezeptoren des sympathischen Nervensystems

Die Kenntnisse über die Funktion des sympathischen Nervensystems entwickelten sich großartig. Einigen experimentellen Befunden gingen theoretische Konzepte voraus, die man heute als bahnbrechend bezeichnen kann. Bereits in den 30iger Jahren postulierte Dale die Existenz spezifischer Bindungsstellen an der Zellmembran: die „Adrenorezeptoren" vermitteln die zellulären Effekte des

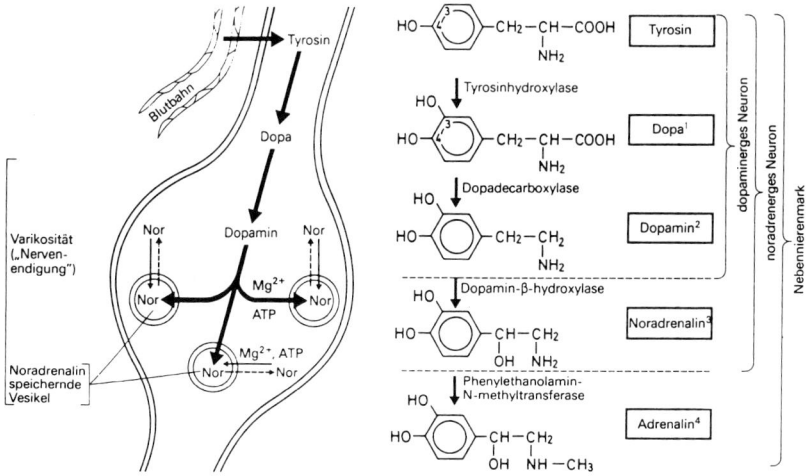

[1] Levodopa®, Larodopa®; [2] Dopamin Nattermann®; [3] Levarterenol®, Arterenol®; [4] Epinephrin®, Suprarenin®.

Synthese und Speicherung von Noradrenalin in den Varikositäten des noradrenergen Terminalretikulums. Die Aminosäure Tyrosin wird aus der Blutbahn in den intraneuronalen Raum aufgenommen und im Cytosol durch die Tyrosinhydroxylase in Stellung 3 hydroxyliert. Das entstehende Dopa (3,4-Dihydroxyphenylalanin) wird ebenfalls im Cytosol durch die Dopadecarboxylase zum Katecholamin Dopamin (3,4-Dihydroxyphenylethylamin) decarboxyliert. Dopamin wird, ebenso wie Noradrenalin, über einen aktiven Transportmechanismus in die Vesikel eingeschleust, der durch Reserpin hemmbar ist. In den dopaminergen Neuronen des Zentralvervensystems endet diese Synthesekette. Hier wirkt Dopamin selbst als Neurotransmitter. In den Vesikeln noradrenerger Neurone wird Dopamin unter Einführung einer alkoholischen Hydroxylgruppe in die Seitenkette durch die Dopamin-β-hydroxylase in den Neurotransmitter Noradrenalin umgewandelt. Lediglich im Nebennierenmark wird in einem weiteren Syntheseschritt Noradrenalin durch die Phenylethanolamin-N-methyltransferase auch zum Hormon Adrenalin (N-Methyl-noradrenalin) methyliert. (Nor=Noradrenalin).

Abb. 4. Biosynthese der Katecholamine (nach Palm et al., 1987) Mit freundlicher Genehmigung Wissenschaftsverlag Mannheim/Wien/Zürich

Adrenalins, die „Cholinorezeptoren" die des freigesetzten Acetylcholins.

Das Rezeptoren-Konzept hat der Sympathikus-Forschung einen großen Dienst erwiesen. Bereits 1910 beschrieb Dale das Phänomen der „Ergotoxin-Umkehr" bei der Wirkung von Adrenalin. Er beobachtete an Hunden, daß Adrenalin den Blutdruck nach Ergotoxin-Gabe nicht mehr erhöht sondern sogar senkt. Dale bezeichnete das Phänomen als „Antagonismus" zwischen Ergotoxin und Adrenalin. Aber Ergotoxin blockierte die Wirkung des Adrenalins nicht sondern kehrte sie in eine andere, gegensätzliche Wirkung um. Erst 1948, beinahe 40 Jahre später, formulierte Raymond Ahlquist eine neue Hypothese, die diese Umkehr besser erklären konnte. Er postulierte zwei Arten von Adrenorezeptoren, die unterschiedliche Wirkungen des Adrenalins vermitteln. Die von Ahlquist als α-Adrenorezeptoren benannten sind für die konstriktorische Wirkung des Katecholamins am glatten Gefäßmuskel verantwortlich, während die β-Rezeptoren den gefäßerweiternden (und damit blutdrucksenkenden) sowie bronchodilatierenden Effekt und einige andere Reaktionen auf den gleichen Stoff Adrenalin vermitteln. Ergotoxin blockierte in Versuchen von Dale lediglich die α-Rezeptoren; die β-Rezeptoren blieben für die Wirkung von Adrenalin frei. Daher verursachte die Injektion von Adrenalin nach Ergotoxin nicht nur keine Blutdrucksteigerung, sondern führte durch Aktivierung der β-Rezeptoren zu einer Blutdrucksenkung.

Ahlquist konnte allerdings keine Rezeptoren in materia nachweisen. Sein Konzept wurde daher als spekulativ betrachtet und seine Publikation im *Journal of Pharmacology* abgelehnt (sie wurde anschließend im *American Journal of Physiology* 1948 veröffentlicht).

Die ungeahnten Konsequenzen seines Konzepts für die gesamte Medizin, insbesondere für die Hochdruckforschung, zeigten erst später die Forschungsergebnisse der Pharmakologie durch Entdeckung spezifischer Antagonisten der α- und β-Rezeptoren. Aber da sind wir bereits mehrere Schritte voraus.

Herausforderung für die Pharmakologie

Kehren wir zurück zur Entdeckung der humoralen, chemischen Impulsübertragung in den vegetativen Ganglien. Denn dort lag der Ursprung der medikamentösen Hochdrucktherapie, mitverursacht durch die Erfolge der Neurochirurgie. Man synthetisierte Verbindungen, die die Wirkung von Acetylcholin an der Oberfläche der Ganglienzellen blockierten. Das bereits 1915 von Burn und Dale als Ganglienblocker identifizierte Tetraethylammonium

(TEA) wurde 1946 an Hochdruckpatienten mit eindeutig blutdrucksenkendem Effekt angewendet. Acheson und Moe führten mit TEA die erste „medikamentöse Sympathektomie" durch.

TEA war kein gutes Medikament. TEA und auch sein unmittelbarer Nachfolger, das stärker und länger wirkende Hexamethonium, blockierten nicht nur die Auswirkungen der sympathischen sondern auch der parasympathischen Nervenimpulse in den Ganglien. Diese unerwünschten Wirkungen (die eigentlich keine Nebeneffekte, sondern Ausdruck der allgemeinen Ausschaltung der vegetativen Innervation waren) verhinderten ihre breite Anwendung. Dennoch konnten Horace Smirk und auch einige andere eindeutig beweisen, daß die durch Hexamethonium erreichte Blutdrucksenkung das Fortschreiten der malignen Hypertonie gehemmt und die Lebenserwartung der schwer kranken Patienten verlängert hatte. Diese positive Wirkung wurde jedoch durch eine – wie man das heute definieren würde – Verschlechterung der Lebensqualität erkauft. Eine starke Blutdrucksenkung beim Aufstehen (orthostatische Hypotonie) war am schlimmsten. Aber schlimm waren auch Begleiterscheinungen wie Hemmung der Darmperistaltik, Schwierigkeiten beim Urinieren, Ausschalten der Augenadaption für das Nahsehen (die Patienten konnten nicht mehr lesen), Impotenz, Erhöhung der Hauttemperatur und einige andere mehr. Selbst William Paton, der das Hexamethonium in die medizinische Praxis eingeführt hatte, schrieb dazu: „Die Beurteilung, ob das ein günstiger oder unerwünschter Effekt ist, überlasse ich Ihnen".

Heute klingt es hart und für die jüngeren Wissenschaftler bestimmt unverständlich. Zur damaligen Zeit war es jedoch eine Herausforderung. Im Zusammenhang mit anderen Erkenntnissen über das vegetative Nervensystem glaubte man, daß nicht die allgemeine Ganglienblockade, sondern eine Hemmung der postganglionären sympathischen Nerven die Lösung bringen müßte. Die wichtigste Erkenntnis dieser Zeit war: Der Hochdruck, vor allem der maligne, *muß* behandelt werden, und das *kann* auch geschehen, denn die Ansätze der chemischen Beeinflußbarkeit ähnlich der chirurgischen Sympathektomie lagen auf der Hand.

Viele Industriepharmakologen haben dies als Herausforderung verstanden. Als erste erreichten die Ciba-Forscher das Ziel. Maxwell und Kollegen stellten 1957 das Guanethidin vor. Zwei Jahre später wurde es von Page und Dustan in die klinische Medizin eingeführt. Aber auch das Guanethidin hatte eine, wenn auch schwächere ganglienblockierende Wirkung mit den daraus resultierenden „Nebenwirkungen". Eine Wirkungsverbesserung durch neue Derivate schien denkbar.

Bayer kommt

Und da fängt die Geschichte der Bayer-Hochdruckforschung an. 1960 stellte das Unternehmen den Pharmakologie-Professor Hans-Günther Kroneberg, einen Wissenschaftler mit erfolgreicher Vergangenheit in der Sympathikus-Forschung ein. Als Schüler von Prof. Peter Holtz hat sich Kroneberg bereits 1944 in seiner Dissertationsarbeit mit der Beteiligung von Sympathikus-Übertragerstoffen in der Hypertonie befaßt. In einer gemeinsamen Arbeit mit Holtz und Credner konnte Kroneberg 1947 zeigen, daß der Urin von normalen Menschen eine Substanz („Urosympathin") enthält, die ähnliche Eigenschaften besitzt wie das konjugierte Noradenalin, das man auch in den Nebennierenextrakten gefunden hatte. Das „Urosympathin... wird bei Arbeitsleistung und bei essentieller Hypertonie vermehrt gebildet und ausgeschieden". Auch in seiner Habilitationsschrift (1950) hatte sich Kroneberg mit den Kreislauf- und Stoffwechselwirkungen der Katecholamine auseinandergesetzt. Als er von der Universität Frankfurt über Boehringer Mannheim schließlich im Jahre 1960 bei Bayer in Wuppertal eintrat, schien die Zeit reif zu sein, um seine Katecholamin-Kenntnisse aus der Grundlagenforschung von Holtz in die industrielle Pharmaforschung umzusetzen.

Damals setzte man große Hoffnung auf die pharmakologische Sympathikusdämpfung für die Hochdruckbehandlung, erlebte gleichzeitig aber die Enttäuschung mit dem unspezifischen Hexamethonium und auch mit dem neuen, gezielt gesuchten postganglionären Sympathikushemmer Guanethidin. Kronebergs erste Aufgabe bei Bayer war es, ein besseres, nebenwirkungsfreies Guanidin-Derivat zu finden. Der Chemiker Hartmut Wollweber synthetisierte viele Verbindungen, unter denen die wirksamste das N(-2-Guanidinoäthyl)-4-methyl, tetrahydropyridin war. Die Substanz hatte im Vergleich zu den anderen adrenergischen Neuronenhemmern nur einen geringen ganglienblockierenden Effekt, während die Verarmung der postganglionär sympathischen Nerven an blutdruckwirksamen Katecholaminen relativ stark ausgeprägt war. Da sie die damals relativ einfachen toxikologischen Prüfungen ohne Beanstandungen überstanden hatte, wurde sie der klinischen Prüfung übergeben und 1965 als Leron® in die Hochdrucktherapie eingeführt.

Es war nicht auf ein Versäumnis der Pharmakologen zurückzuführen, daß die Substanz einige Jahre später wegen Guanethidinähnlicher und auch -unähnlicher Nebenwirkungen zurückgezogen werden mußte. Die „Sicherheitspharmakologie" im heutigen Sinne existierte damals noch nicht. Die Kenntnisse möglicher schädlicher Wirkungen von Arzneimitteln waren sehr begrenzt. Man denke nur an die katastrophale Thalidomid-Affäre. Die toxikologischen Untersuchungen neuer Arzneimittelkandidaten beschränkten sich meistens auf die Bestimmung des LD_{50}/ED_{50}-Quotienten. Wenn die im Akutversuch bestimmte mittlere Letaldosis (LD_{50}) das Zehnfache der mittleren effektiven Dosis (ED_{50}) betrug, wurde der Stoff im allgemeinen als bedenkenlos in die Klinik eingeführt. Eine „chronische Toxikologie" – d.h. eine Untersuchung der eventuell schädlichen Wirkung nach Langzeitanwendung – war damals nicht üblich, ganz zu schweigen von Untersuchungen auf eventuell schädliche Wirkungen, die man aus der Standard-Pharmakologie nicht ableiten konnte.

Methyldopa eröffnet neue Wege

Nun, Kroneberg hatte bei Bayer zunächst keinen großen Erfolg. Wie er mir später erzählte, hat er ihn mit Leron – ein vom Chemie-Management konzipiertes Projekt – auch nicht erwartet. Das nächste, was ihm die Firmenleitung auftrug, entsprach eher seinem Interessengebiet und führte logischerweise zur Fortsetzung seiner früheren wissenschaftlichen Arbeiten. Kroneberg konnte sich seine Kenntnisse über den Stoffwechsel der Katecholamine und deren Wirkung zunutze machen. Bayer hatte ein Präparat mit überzeugender antihypertensiver Wirkung von Merck & Sharp bekommen, dessen Wirkungsweise jedoch hoch spekulativ war: das α-Methyldopa, später Presinol® genannt. Kroneberg sollte den

Wirkungsmechanismus der Substanz aufklären und damit seine Anwendung in der Hochdrucktherapie stützen.

Untersuchungen in dieser Richtung führte er zusammen mit seinem engsten Mitarbeiter Dr. Kurt Stoepel durch. Stoepel war als Kreislaufpharmakologe mit Kroneberg bereits bei Boehringer Mannheim tätig gewesen. Als er mit ihm zu Bayer ging, führte er dort die ganze Palette der bisher nicht vorhandenen Herz-Kreislaufmethoden ein. Versuche an isolierten Herzen und isoliert perfundierten Extremitäten von Katzen, Blutdruckmessungen an wachen Hunden und Ratten sowie die experimentelle Erzeugung von renalem Hochdruck waren die wichtigsten methodischen Bereicherungen, die Stoepel in der Pharmakologie bei Bayer etabliert hat.

Die erste und für Kroneberg dank seiner Ausbildung bei Holtz attraktivste Hypothese war, daß Methyldopa die von Holtz entdeckte Dopadecarboxylase und damit auch die Noradrenalinsynthese hemmt mit der Folge, daß der Blutdruck wegen eines Mangels an vasokonstriktivem Noradrenalin absinkt. Jedoch erwies sich schon früh, daß dieser Mechanismus unwahrscheinlich ist. Viel wahrscheinlicher schien dagegen die Vermutung eines indirekten Mechanismus über einen Metaboliten von Methyldopa. Kroneberg und Stoepel haben hierzu einige wichtige Versuchsergebnisse geliefert und publiziert. Diese und auch Resultate auswärtiger Forscher führten dann Day und Rand 1963 zur Formulierung einer „falschen Transmitter Hypothese". Nach diesem Konzept konkurrieren die aus Methyldopa metabolisch gebildeten Amine, insbesondere α-Methylnoradrenalin, mit dem natürlichen Überträgerstoff Noradrenalin an den Speicherstätten und verdrängen ihn in den adrenergen Nerven. Vor allem können die Amine Noradrenalin funktionell als Überträgersubstanz substituieren und wegen geringer vasopressorischer Aktivität als falsche Überträgerstoffe dienen [Abb. 5]. So „faszinierend... diese elegante Idee" (Kroneberg 1980) auch war, sie wurde bald korrigiert und der Wirkungsort des Methyldopa im Zentralnervensystem identifiziert (Henning und van Zwieten).

Über den zentralen Wirkungsmechanismus einiger antihypertensiver Verbindungen entwickelte man ein neues Konzept, das auf der Existenz adrenerger α-Rezeptoren in gewissen Teilen des Gehirns beruht. Das heuristische Mittel, das dazu beigetragen hatte, war

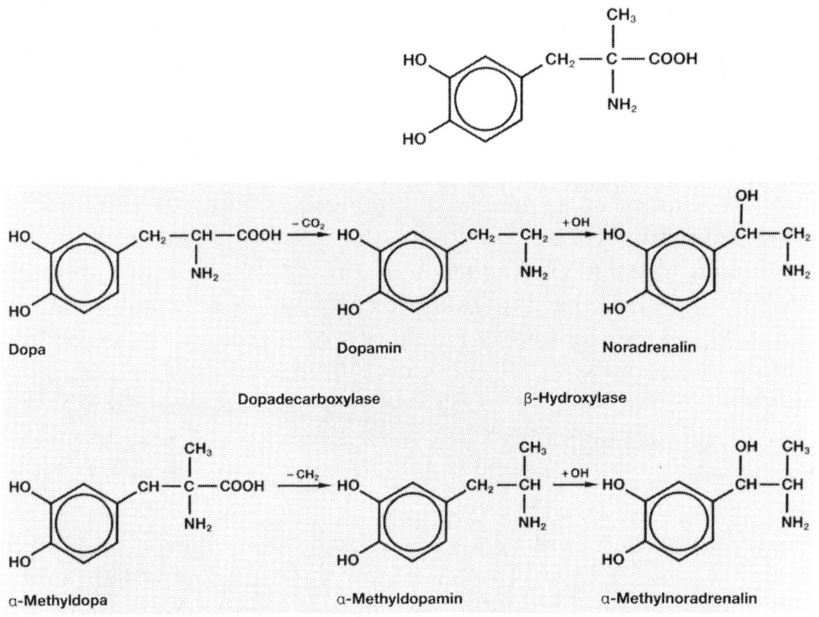

Abb. 5. Alpha-Methyldopa und die ersten Hypothesen seines Wirkungsmechanismus (nach Alstaedter, 1985) Mit freundlicher Genehmigung der Bayer AG

ein neuer, schon 1961 in den Bayer-Laboratorien synthetisierter Wirkstoff: BAY 1470, Xylazin genannt. Seine chemische Struktur ist mit der des Clonidins verwandt. Beide Verbindungen – Clonidin und Xylazin – wurden unabhängig voneinander gefunden.

Schnupfenmittel machen Schlagzeilen

Publikationen über die pharmakologischen Eigenschaften von Clonidin und Xylazin erschienen zur gleichen Zeit. Jedoch ist die Vorgeschichte beider Stoffe ganz unterschiedlich. Die von Clonidin ist so lehrreich für die Wissenschaft allgemein, daß es sich lohnt, die Details aus einem Vortrag von Professor Bock (1982) wörtlich zu übernehmen. Bock hat sie anhand von ursprünglichen Versuchsprotokollen zusammengefaßt: „Clonidin, 1962 von Stähle bei

Boehringer Ingelheim auf der Suche nach vasokonstriktorischen Imidazolinen synthetisiert, war ursprünglich zur Prüfung auf seine abschwellende Wirkung auf die Nasenschleimhaut vorgesehen. Wie damals oft üblich, erfolgte die erste orientierende Prüfung an Mitarbeitern der medizinisch-wisenschaftlichen Abteilung der Firma, in der seinerzeit Dr. Martin Wolf tätig war (der auch später Herrn Bock Kopien seiner Versuchsprotokolle überlassen hat).

Danach erhielt am 29. Oktober 1962 eine Sekretärin mit Schnupfen 10–15 Tropfen einer 0,3%igen Clonidin-Lösung in jedes Nasenloch. Schon nach 10 Minuten wurde sie so müde, daß sie auf zwei zusammengestellten Polsterstühlen ihres abwesenden Direktors einschlief und, wie Dr. Wolf vermerkt, in den folgenden Stunden „von zahlreichen mehr oder weniger kompetenten Medizinern begutachtet wurde". Sie entwickelte eine deutliche Bradykardie von 48 Schlägen/min, war jedoch jederzeit erweckbar, aber schlief bis zum nächsten Mittag.

Dr. Wolf unternahm daraufhin einen Selbstversuch, in dem er nachts um 0.15 Uhr 10 Tropfen Clonidin-Lösung per os einnahm, entsprechend etwa 2 mg der Substanz. Er wurde rasch müde, die Pulsfrequenz sank auf 24 Schläge/min. Das Schreiben fiel immer schwerer. Schließlich schlief er ein, und erst nach 19 Stunden erwachte er. Die Pulsfrequenz betrug jetzt 40–48 Schläge/min, der Blutdruck 90/60 mmHg. Etwa 20 Stunden nach der Einnahme hörte er die Nachrichten und hatte eine angeregte Unterhaltung über die Spiegel-Affäre, die seinerzeit hochaktuell war. Anschließend schlief er wieder ein, trotz des laut spielenden Fernsehgerätes. Erst 30 Stunden nach der Einnahme war er wach, sein Blutdruck war wieder auf 125/75 mmHg und die Herzfrequenz auf 72/min angestiegen.

Dr. Wolf hat in diesen Beobachtungen die blutdrucksenkende Wirkung, die frequenzverlangsamende Wirkung, die sedierende Wirkung und die Mundtrockenheit, die später wichtigsten Wirkungen und Nebenwirkungen des Clonidins, richtig erkannt."

Eine Zufallsentdeckung von eigentlich nicht erwünschten Effekten von Nasentropfen als Schnupfenmittel! Nur wurden sie bewußt wahrgenommen, in ihrer möglichen Bedeutung erkannt, und es wurden Konsequenzen daraus gezogen.

Die Substanz ging zurück in die Pharmakologie zur Klärung der scheinbar widersprüchlichen Effekte. Hoefke, Kobinger und

Pichler, van Zwieten und einigen anderen ist es zu verdanken, daß sie mit Hilfe von Clonidin die Rezeptortherorie des sympathischen Nervensystems auf ungeahnte Weise erweitert und die Physiologie und Pharmakologie um neue Aspekte der zentralen Blutdruckregulation bereichert haben.

Nur hat jede neue Idee mehrere Paten, das gilt nicht nur für die Pharmakologie. Zur gleichen Zeit war Kroneberg bei seiner Arbeit mit α-Methyldopa bereits auf die Vermutung zentral-nervös vermittelter blutdrucksenkender Wirkung von Arzneimitteln gestoßen. Bei Überprüfung der Hypothese, daß Methyldopa durch seine Metabolite als „falsche Überträgerstoffe" den Sympathikus und damit den Blutdruck senkt, fand er einen merkwürdigen Widerspruch: α-Methylnoradrenalin, der aktive Metabolit von Methyldopa, der die Blut-Hirnschranke nicht überwinden kann und demzufolge nicht ins Gehirn eindringt, entleert die peripheren Noradrenalin-Speicher, senkt aber den Blutdruck nicht – während das die Blut-Hirnschranke leicht passierbare Methyldopa beides tut.

Gleichzeitig kam eine neue Herausforderung auf Kroneberg zu. In der bei Bayer damals etablierten Narkotika-Forschung fanden Friedrich Hoffmeister und der damalige Leiter der pharmakologischen Forschung, Prof. Wirth das BAY 1470 (Xylazin), das auch merkwürdige Wirkungen auf das vegetative System zeigte und außerdem eine biphasische Wirkung auf den Blutdruck hatte. Anton Oberdorf konnte zusammen mit Kroneberg zeigen, daß Xylazin die Freisetzung von Acetylcholin aus den postganglionären präsynaptischen cholinergen Nervenfasern hemmt und diese Hemmung durch die stimulierenden Eigenschaften auf präsynaptische α-adrenerge Rezeptoren vermittelt werden kann.

Adrenorezeptoren im Gehirn

Angeregt durch Arbeiten von van Zwieten, hatte Kroneberg inzwischen eine für die Kreislaufforscher neue Versuchsanordnung einführen lassen: die Perfusion des Hirnstamms bzw. des 4. und des hinteren Teils des 3. Hirnventrikels bei Katzen mit gleichzeitiger Blutdruckmessung. Für diese Aufgabe stellte er 1970 einen jungen Mediziner, Dr. Arend Heise, ein, der durch seine Doktorarbeit für die Hirnforschung gut ausgebildet war. Um seine Kenntnisse in der Hochdruckforschung realisieren zu können, hat ihn Kroneberg zur Weiterbildung an die beste Adresse geschickt. Ein Jahr hat Heise bei dem bereits viel zitierten Irvin Page in der Cleveland Clinic, Ohio, für die Hochdruckforschung dazu gelernt.

Durch die Perfusion der Hirnventrikel mit Xylazin wurde eine primäre Blutdrucksenkung erzielt, die durch Antagonisten der α-adrenergen Rezeptoren abgeschwächt wurde. Die hypotensive Wirkung von Xylazin beruht auf seinen *zentralen*, α-erregenden Eigenschaften, und die α-Rezeptoren müssen im Hirnstamm blockiert werden.

Auch zur Klärung der Wirkung von α-Methyldopa konnte Heise in der gleichen Versuchsandordnung beitragen. α-Methylnoradrenalin, das als starkes sympathomimetisches Amin bekannt war, welches α-Rezeptoren in der Peripherie stimuliert, führte nach intrazerebrovaskulärer Infusion zu einer dosisabhängigen Blutdrucksenkung – wie auch die Perfusion mit α-Methyldopa oder α-Methyldopamin. Die Effekte aller Stoffe konnten durch bekannte α-Antagonisten gehemmt werden [Abb. 6].

Sehr ähnlich wurden auch die Effekte von Clonidin beschrieben. Die vasokonstringierende Wirkung, für die man es als abschwellendes Schnupfenmittel synthetisiert hatte, wird wie die von Xylazin oder α-Methylnoradrenalin in der Tat durch die Stimulierung der peripheren α-Adrenorezeptoren vermittelt. Alle erwähnten Stoffe verursachen nach einer intravenösen Injektion primär durch die Vasokonstriktion eine Blutdrucksteigerung. Im weiteren Verlauf oder nach Perfusion der Hirnventrikel direkt wird der Blutdruck gesenkt. Die Schlußfolgerung war, daß es im Hirnstamm α-Rezeptoren gibt, deren Stimulation eine Dämpfung des Sympathikotonus und dadurch die Blutdrucksenkung verursacht. Die Existenz der α-Adrenorezeptoren im Gehirn, insbesondere im Nucleus tractus solitarii wurde dann mit radiochemischen Methoden bestätigt. Daß diese Hypothese der Sympathikusdämpfung durch Stimulation der zentralen α-Rezeptoren allerdings nicht alle Effekte dieser Verbindungen erklären konnte, hat sich erst im nachhinein gezeigt und ist auch nicht überraschend. Hypothesen dienen nicht nur zur Deutung der jetzigen experimentellen Befunde, sondern sie müssen auch eine Anregung für weitere Forschungstätigkeiten bringen. Wissenschaft entwickelt sich nicht

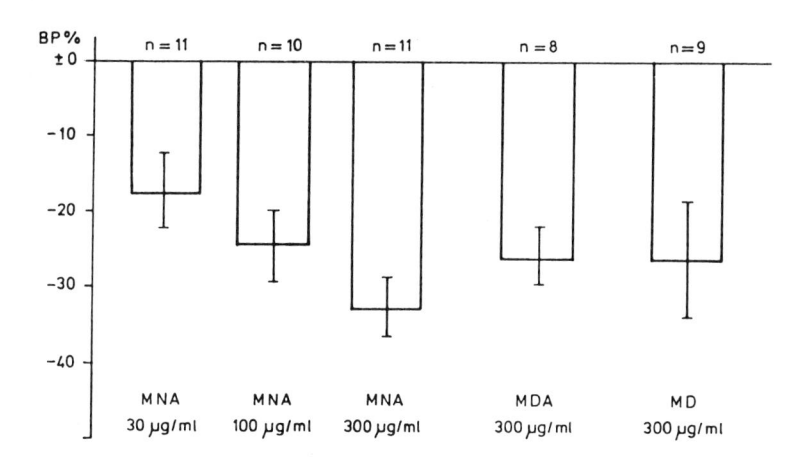

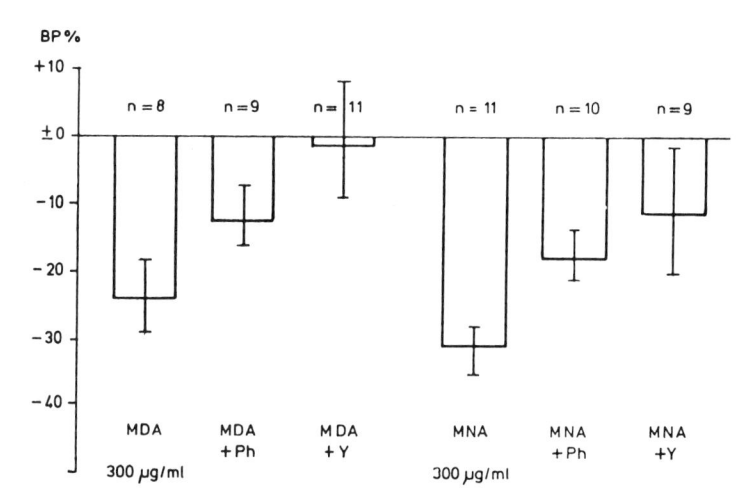

Abb. 6. Effekte der zerebralen Ventrikelperfusion mit Katecholaminen und einigen α-adrenergen Antagonisten (nach Heise und Kroneberg, 1981) Mit freundlicher Genehmigung Georg Thieme Verlag, Stuttgart

durch Fakten allein, sondern durch die Ideen, die die Fakten induzieren. So war es auch bei Xylazin, Clonidin und α-Methyldopa.

Starke in Essen, Schmitt in Paris, Timmermans in Amsterdam und viele andere haben zur Spezifizierung der α_2-Adrenorezeptoren auch in der Peripherie beigetragen. Heute vermutet man, daß die

Wirkung von Clonidin nicht durch die α-Rezeptoren sondern durch die neu entdeckten Imidazol-Rezeptoren im Gehirn vermittelt wird. Doch das ginge über den Rahmen dieser Publikation hinaus.

Wie in der Vorgeschichte, so entwickelte sich jedenfalls auch das weitere Schicksal von Methyldopa, Clonidin und Xylazin in unterschiedlicher Weise.

α-Methyldopa blieb dem antihypertensiven Arzneimittelarsenal erhalten – wenn auch mit beschränkten Indikationen. Für die Therapie des Hochdrucks in der Schwangerschaft ist es noch heute das Mittel der Wahl.

Clonidin wurde das Hochdruckmittel der sechziger Jahre. Durch seine sedierende Wirkung und auch durch einige andere Probleme, z.B. das „rebound Phänomen" nach Absetzen des Mittels ist es teilweise von den neueren, nebenwirkungsärmeren Hochdruckmitteln verdrängt worden. Zur akuten Behandlung einer Hochdruckkrise bleibt es nach wie vor aktuell.

Xylazin ist im Arsenal der Narkotika geblieben, wie ursprünglich geplant. Es wurde zwar als blutdrucksenkendes Mittel an Hochdruckpatienten geprüft und – wie mir Kroneberg sagte – mit gutem Erfolg. Nur war die zentraldämpfende Wirkung viel stärker, so daß die Probanden nach der Einnahme mehrere Stunden lang tief schliefen. Wie gut, daß Jan Brod die Substanz nicht klinisch prüfen konnte, sonst wären seine Einwände gegen die Schlaftherapie des Hochdrucks nicht mehr so einfach gewesen. Aber das sollte nur ein Scherz sein.

Daher fand Xylazin eine brauchbare Anwendung in der Anästhesiologie. Hoffmeister, der Entdecker von BAY 1470, ein Pharmakologe aus Überzeugung, hat mir erzählt, daß er einmal Chirurgen dazu bewogen habe, ihm seinen geschädigten Meniskus unter Xylazin i.v. zu entfernen. Er habe keine Schmerzen gehabt, nur die Blutdruckerhöhung sei ärgerlich gewesen.

Xylazin wurde hauptsächlich wegen seiner schnell eintretenden narkotischen Wirkung in die medizinische Praxis eingeführt. Allerdings nicht in der Humanmedizin sondern in der Veterinärmedizin, wo es heute noch unter dem Namen Rompun® für bestimmte Zwecke breit eingesetzt wird. Ich selbst habe es zur Betäubung aufgeregter und dadurch gefährlicher Labortiere mit einer „Betäubungspistole" benutzt und konnte die rasch einsetzende Narkose bestätigen.

Als Hochdruckmittel ließ sich Xylazin im Unterschied zu Clonidin nicht verwenden. Doch war es Kronebergs Verdienst, daß die Substanz zur Aufklärung der zentralen Blutdruckregulation große Publizität erlangt hat.

Es war auch die letzte Kreation von Kroneberg auf dem ihm so vertrauten Sympathikusgebiet bei Bayer. Über seine Verdienste auf dem Gebiet der Diuretika und der Kalziumantagonisten werden wir noch später sprechen.

Neue Ära in der Bayer-Forschung

1972 wurde zum Leiter des Instituts für Pharmakologie Professor Dr. med. Diplom Chemiker Friedrich Hoffmeister ernannt. Außer mit Xylazin hatte er früher mit Hochdruck (und Kreislaufforschung überhaupt) wenig zu tun gehabt. Bewußt. Er war der Gehirnforscher per se, aufgezogen von dem berühmten Prof. Wirth, der mit Erfolg auf dem Gebiet der Neuroleptika, Analgetika, Narkotika geforscht und sich damit nicht nur die Professur in Düsseldorf, sondern auch einen internationalen Ruf erworben hatte.

Hoffmeister war ein ausgezeichneter Forschungsmanager, und das in einer Zeit, als das Wort Manager im deutschen Sprachgebrauch noch gar nicht existierte. Er hat den neuen Trend der Forschung bei Bayer rechtzeitig erkannt. Er besaß ein gutes Gespür dafür, woher der Wind in der Forschung wehte. Und dort hat er sich mit voller Kraft eingesetzt. Noch vor Übernahme der Institutsleitung schickte er seinen jungen Mitarbeiter Dr. Wolfgang Wuttke zur Weiterbildung in die USA. Wuttke lernte dort unter anderem eine neue Versuchsanordnung für die Hochdruckforschung kennen, die er dann in Wuppertal einführte: an Pavianen wurde durch einen leichten Elektroschock der Blutdruck kurzfristig erhöht und nach monatelanger Konditionierung(!) auch eine dauerhafte „neurogene Hypertonie" erzeugt. Als ich 1971 zu Bayer kam und bei Wuttke diese Befunde sah, war mir plötzlich kalt. Hatte mich die kortikoviszerale oder welche zentralnervöse Theorie auch immer wieder eingeholt?

Ein Glück für mich, daß die Affen so teuer geworden sind. Außerdem wechselte Wuttke ins Management über, und Hoffmeister hat sich voll und ganz seinen Aufgaben als Forschungsmanager gewidmet. In dieser Funktion konnte er seine Fähigkeiten mit großem Erfolg einsetzen.

Ich übernahm die Koordinierung der Herz-Kreislaufforschung und ein paar Jahre später die Leitung der neu gegründeten Abteilung Herz-Kreislaufpharmakologie und konnte mich so ungestört mit der pharmakologischen Beeinflussung des Gefäßmuskels beschäftigen.

Die Sympathikusforschung war damit allerdings noch nicht abgeschlossen. Durch die Kooperation mit der französischen Firma Rhône-Poulenc bekamen wir als Geschenk einen neuen Betablokker: Acebutolol, 1977 unter dem Handelsnamen Prent® eingeführt.

„Mit Prent im Trend"

„Betablocker", genauer gesagt die kompetitiven Antagonisten der β-Adrenorezeptoren, wurden bereits Ende der sechziger Jahre in die Hochdrucktherapie eingeführt und gehören bis heute mit einer erheblichen Anzahl von Präparaten zu den wichtigsten Antihypertensiva. Die sukzessive Entdeckung einzelner Verbindungen bereicherte auch die Rezeptorenlehre grundlegend. Mit ihrer Hilfe wurden Subtypen der β-Rezeptoren und deren unterschiedliche Lokalisation in diversen Organen und Zellstrukturen identifiziert. In die Klinik wurden sie zunächst mit akzeptabler theoretischer Begründung zur Behandlung der Angina pectoris eingeführt, in die Hochdrucktherapie durch zufällige Beobachtung und ohne Klärung des Wirkungsmechanismus. Als Kroneberg sich 1984 aus der Forschung verabschiedete, stellte er fest: „Trotz des beachtlichen therapeutischen Fortschritts hat die Katecholaminforschung relativ wenig Klärung über den Entstehungsmechanismus der essentiellen Hypertonie gebracht." Heute, 11 Jahre später, gilt dieser Satz nach wie vor. Nüchtern gesehen, muß man ihn noch ergänzen: Auch die Wirkungsweise der so populären Betablocker bei der Hypertonie blieb durch die Sympathikusforschung ungeklärt. Freilich gibt es zahlreiche Hypothesen, von denen einige vielleicht zum Teil auch stimmen – wie die Dämpfung des hyperdynamischen Kreislaufs, die Hemmung der Reninfreisetzung und ähnliche, aber insgesamt konnte der antihypertensive Wirkungsmechanismus bis heute nicht geklärt werden.

Nachdem B.N.C. Prichard 1964 die blutdrucksenkende Wirkung von Propranolol beschrieben hatte, die während einer klinischen Studie bei Angina-pectoris-Patienten zufällig entdeckt worden war, wurde dies nach einer Latenz von den Pharmakologen als Herausforderung für die Suche nach „spezifischen" Verbindungen aufgegriffen.

Die „β_1"-selektiven Substanzen sollten vornehmlich die β-Rezeptoren im Herzen, nicht diejenigen in der Bronchialmuskulatur antagonisieren. Damit sollte die durch Propranolol demaskierte Bronchokonstriktion und so die oft induzierten bronchialasthmatischen Anfälle vermieden werden. Einige derartige Substanzen wurden gefunden und in die Klinik eingeführt. Der Erfolg war relativ. An sich verständlich, denn unsere Aussagen in der Pharmakologie bezüglich „Selektivität" sind immer nur relativ. Sie beziehen sich stets nur auf einen bestimmten Dosenbereich. Kein Arzneimittel ist absolut selektiv. Es ist immer nur eine Frage der Dosis, wann die „Selektivität" oder überhaupt die Nützlichkeit eines Pharmakons von „nicht selektiven" oder gar schädlichen Wirkungen überschattet wird.

Mit Acebutolol wurde bei May & Baker in London, einer Tochtergesellschaft von Rhône-Poulenc, eine solche β_1-kardioselektive Verbindung gefunden. Acebutolol bot aber gegenüber den damals vorhandenen Betablockern auch noch einen anderen Vorteil, der als „intrinsische sympathomimetische Aktivität" (ISA) bezeichnet wurde. Im Unterschied zu Propranolol führt eine steigende Dosierung nicht zur Verstärkung der negativ chrono- und inotropen Wirkung. Ganz im Gegenteil: In höheren Dosen schlägt eine der Substanz immanente β-sympathomimetische, d.h. Herzrhythmus und -kontraktilität steigernde Wirkung durch. Theoretisch ein hochinteressantes Phänomen, das auch therapeutische Vorteile verspricht. Bei empfindlichen Patienten kann es nicht zu der bei Propranolol oft störenden Bradykardie oder Abnahme der Pumpleistung des Herzens kommen, da die übermäßige herzhemmende Wirkung durch ISA reguliert wird. Diese von B. Basil, R. Jordan und deren Kollegen beschriebenen Eigenschaften haben wir zusammen mit Kurt Stoepel in unseren Versuchen bestätigt und um einiges ergänzt.

So wurde Acebutolol unter dem von unserem einfallsreichen Marketing-Kollegen – Dr. Franz-Josef Bohle – geprägten Schlagwort: „Nur Prent hat Kardioselektivität und ISA zugleich" eingeführt. Durch diese einmaligen Eigenschaften hat Acebutolol die harte Konkurrenz der zahlreichen Betablocker anderer Firmen überstanden. Acebutolol ist noch heute auf dem Arzneimittelmarkt vertreten.

Der talentierte Chemiker Hiltmann hat sich kurz vor seiner Pensionierung im wissenschaftlich interessanten Dialog mit dem Pharmakologen Heise um einige neue Verbindungen der Katecholamine bemüht. Das experimentelle Stadium wurde allerdings nie überschritten, und dann haben wir mit dem sympathischen Nervensystem bei Bayer aufgehört. Auch deswegen, weil die neuen, hochattraktiven Ergebnisse mit den Dihydropyridinen unsere Forschung völlig beschäftigten. Darüber aber erst im übernächsten Kapitel.

Kochsalz und Diuretika

Im Herbst 1994 berichtete Professor Nestel, Australien, auf dem wissenschaftlichen Kongreß der *American Heart Association*, daß eine über 6 Wochen verordnete salzarme Kost den Blutdruck bei Hypertonikern senkt, am meisten jedoch bei übergewichtigen Frauen mit einer birnenförmigen Figur. Da die Salzsensitivität mit dem Alter zunimmt, könnten laut Nestel zahlreiche Seniorinnen allein durch eine Salzbeschränkung ausreichend antihypertensiv behandelt werden. Immer noch? Ist es heute noch aktuell?

Irvin H. Page, Begründer der modernen Hochdruckforschung, konstatierte 1988 offensichtlich verärgert, daß nach mehr als 40 Jahren intensiver Forschung und nach einer unübersehbaren Menge von Publikationen „die Öffentlichkeit immer noch verwirrt ist durch die Frage: ‚Salz: soll ich oder soll ich nicht?'" Selbst heute müssen den Menschen, vor allem den Ärzten, immer noch „neue" Argumente über die Gefahren des übermäßigen Kochsalzverbrauchs für die Hochdruckkrankheit geliefert werden. Warum ist die Argumentation so schwierig? Oder stimmt da etwas nicht?

Salz des Lebens

Kochsalz als Ingredienz menschlicher Nahrung – bereits in der Vorgeschichte bekannt – hatte weitgehend positive Konsequenzen für die geistige Entwicklung der Menschen. Ein historischer Vergleich der kulturellen Entwicklung in Gebieten mit unterschiedlichem Kochsalzverbrauch zeigt diese Zusammenhänge deutlich. Auch im späten Mittelalter läßt sich eine beschleunigte kulturelle Entwicklung entlang der Salzstraßen verfolgen.

Andererseits zeigt ein ähnlicher geographischer Vergleich aus der heutigen Zeit einen Zusammenhang zwischen Kochsalzverbrauch und Häufigkeit von Hochdruck. Dort, wo übermäßig viel Salz verbraucht wird, sterben die Menschen viel häufiger an Hirnschlag als Folge der Hypertonie als in anderen Regionen.

Es bleibt ein Geheimnis der Geschichte, ob die beiden Auswirkungen des Kochsalzverzehrs in irgendeinem Zusammenhang stehen. Zuzutreffen scheint, daß es die Kochsalzeinnahme war und nicht etwa andere Faktoren, wie Herstellung, Verteilung oder Vermarktung der neuen Ware oder der damit verbundene kulturelle Austausch, die den intellektuellen Fortschritt der Species humana beschleunigt hat. Ob das Kochsalz schon damals auch den Blutdruck der Menschen beeinflußt hat? Erinnern wir uns, daß die ersten breit anwendbaren Messungen des Blutdruckes erst Ende des 19. Jahrhunderts ermöglicht wurden. Da ist für jede Spekulation das Feld frei.

Vielleicht waren die Zusammenhänge noch enger: es ist denkbar, daß Leute in den Salzgebieten „klüger" waren, weil sie durch den Salzverbrauch Hypertoniker geworden sind. Aussagen der im vorigen Kapitel erwähnten Bemühungen, „die Persönlichkeit der Hochdruckkranken zu definieren", könnten eine derartige Spekulation stützen. Hypertoniker sind – zumindest in den Anfangsstadien – die Aktiveren, Dynamischen, Extrovertierten, Erfolganstrebenden. Selbst wenn die kochsalzverbrauchenden Populationen häufig Hochdruck gehabt hätten, so hätte sich das in der nach heutigen Kenntnissen „hochspezifischen" Morbidität damals gar nicht äußern können. Wir haben bereits eingangs erwähnt, daß sich die negative Auswirkung des Hochdrucks auf die Lebenserwartung erst zeigen konnte, als die Menschen durch Bekämpfung von Infektionen das für hochdruckbedingte Organschäden typische Alter überhaupt erreichen konnten.

Daß Natriumchlorid die Erregbarkeit des Nervensystems, zumindest des sympathischen steigert, läßt sich auch mit modernen Untersuchungsmethoden nachweisen und sogar umgekehrt: Neuere Ergebnisse zeigen, daß durch eine kochsalzarme Diät die kognitiven Funktionen insbesondere bei älteren Menschen beeinträchtigt werden. So abwegig ist unsere Spekulation also nicht.

Manche lehnen solche epidemiologischen Korrelationen als nicht beweiskräftig ab. Man könne zum Beispiel auch einen Zusammenhang zwischen der Zahl der Fernsehgeräte und dem Auftreten von Hochdruck in verschiedenen Populationen finden. Selbst das könnte wahr sein. Wie auch immer, Populationen mit hohem Salzverbrauch scheinen gefährdeter zu sein, und das ist immerhin ein Hinweis.

Die Antwort auf die umgekehrte Frage, nämlich ob eine Einschränkung der Salzeinnahme in jedem Einzelfall eine Heilwirkung haben wird, läßt sich aus diesen Korrelationen nicht ableiten. Daß die diätetische Kochsalzrestriktion den hohen Blutdruck tatsächlich senken kann, ist nicht leicht zu beweisen. Der Blutdruck sinkt langsam, und der Patient merkt es nicht. Einem Diabetiker muß man nicht ständig wiederholen, daß die erhöhte Einnahme von Kohlehydraten schädlich ist. Der Hochdruckkranke kann jedoch die Auswirkung von viel oder wenig Kochsalz selbst nicht beurteilen. Er nimmt nur wahr, daß ihm die eventuell verordnete kochsalzarme Kost nicht schmeckt.

Das nächste Problem besteht darin, daß die Medizin bis heute nicht weiß, auf welche Weise das Natriumchlorid tatsächlich an der Hochdruckentwicklung beteiligt ist. Darüber, *daß* es in erheblichem Maße verantwortlich ist, besteht allerdings kein Zweifel.

Eine salzarme Diät zur Behandlung der Hypertonie wurde von den französischen Ärzten Leo Ambard und Eugene Beaujard bereits 1904 empfohlen, von Frederic Allen 1920 in New York wiederentdeckt und – modifiziert als Reis-Frucht-Diät – 1944 von Walter Kemper aus Durham propagiert. Seitdem ist Kochsalz mit wechselnder Betonung eines der Hauptthemen der Hochdruckforschung und -therapie. Auch die glänzenden Erfolge der physiologischen Erforschung der Niere – der Hauptumschlagstelle von Natriumchlorid – brachten keine eindeutige Klärung, vor allem keine Antwort darauf, wieviel NaCl man zu sich nehmen soll und wieviel schon schädlich sein kann.

Harntreibende Mittel

Eine vielleicht bessere, zumindest praktikablere Lösung fand man, indem man die Aufmerksamkeit auf das andere Ende des körperlichen Kochsalzhaushaltes richtete: man kann entweder weniger aufnehmen oder das Überflüssige loswerden. Eine Förderung der renalen Natriumausscheidung durch Arzneimittel hat sich als wirkungsvolle Maßnahme zur Blutdrucksenkung fest etabliert. Nur wurde diese Erkenntnis, und insbesondere ihre Umsetzung in Form der heutigen Arzneimittel, auf ziemlichen Umwegen gewonnen.

Harntreibende Mittel pflanzlichen Ursprungs wurden in der Medizin seit Jahrhunderten hauptsächlich zur Ödemausschwemmung verwendet. Sträucher und Beeren mit Koffeingehalt waren schon den alten Zivilisationen bekannt. Die Isolierung und nachfolgende Synthese der wirksamen Xanthine erfolgte Anfang dieses Jahrhunderts.

Auch die junge Bayer-Forschung war dabei. Das im Kakao enthaltene Theobromin wurde wegen seiner diuretischen Wirkung in den Bayer-Laboratorien bereits 1901 synthetisiert. Seine Kombination mit dem „krampflösenden" Phenobarbital (Luminal®) wurde als Theominal® eingeführt und jahrelang als „Spasmolytikum und Vasoregulans" in der Behandlung von altersbedingten Gefäßstörungen einschließlich der Hypertonie eingesetzt [Abb. 7].

Der Gedanke, ein Diuretikum mit einem Sedativum zu kombinieren, erwies sich als Wegweiser in der Hochdruckbehandlung. Noch heute werden derartig zusammengesetzte Kombinationspräparate mit anderen Wirkstoffen in der Hochdrucktherapie verwendet.

Medizinstudent macht Geschichte

Den eigentlichen Durchbruch zu neuen synthetischen Diuretika brachte die sorgfältige Beobachtung der harntreibenden Wirkung eines andersartig eingesetzten Arzneimittels, eines Quecksilberpräparats. Quecksilber wurde in der älteren Medizin zu verschiedenen Zwecken benutzt. Von 1495 bis 1909 war Quecksilberdichlorid das einzige Mittel gegen Syphilis. Auch später, nach der Einführung von Salvarsan, wurden weiterhin organische Quecksilberpräparate angewandt. Es geschah im Jahre 1919, als ein Medizinstudent in Wien, Alfred Vogel, Syphiliskranken ein neues Mittel, die organische Quecksilberverbindung Novasurol injizieren sollte. Unglaubliches hat er dabei beobachtet: Die Urinausscheidung der Patienten wurde stark erhöht. Nach viertägiger Pause hatte die wiederholte Injektion den gleichen Effekt. Auch die bis dahin noch zweifelnden vorgesetzten Ärzte waren nun überzeugt. Novasurol

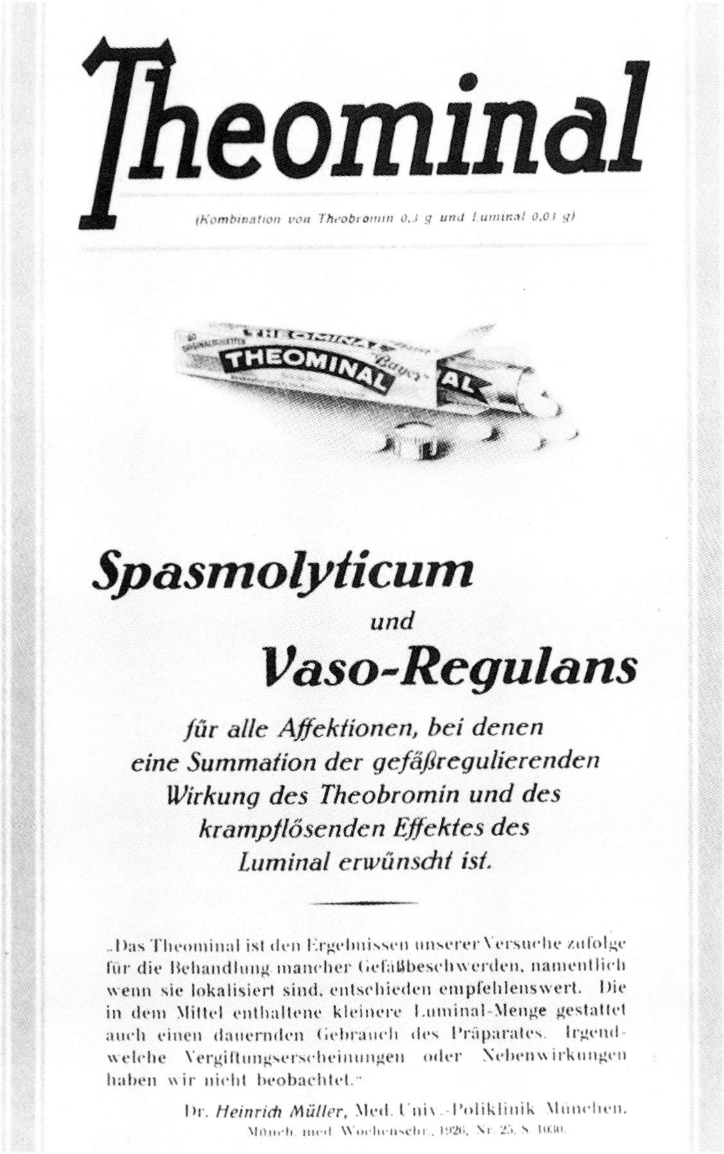

Theominal

(Kombination von Theobromin 0,3 g und Luminal 0,03 g)

Spasmolyticum
und
Vaso-Regulans

für alle Affektionen, bei denen
eine Summation der gefäßregulierenden
Wirkung des Theobromin und des
krampflösenden Effektes des
Luminal erwünscht ist.

„Das Theominal ist den Ergebnissen unserer Versuche zufolge für die Behandlung mancher Gefäßbeschwerden, namentlich wenn sie lokalisiert sind, entschieden empfehlenswert. Die in dem Mittel enthaltene kleinere Luminal-Menge gestattet auch einen dauernden Gebrauch des Präparates. Irgendwelche Vergiftungserscheinungen oder Nebenwirkungen haben wir nicht beobachtet."

Dr. *Heinrich Müller*, Med. Univ.-Poliklinik München.
Münch. med. Wochenschr., 1926, Nr. 25, S. 1030.

Abb. 7. Theominal-Anzeige aus „Pharmazeutische Berichte" (Bayer) 1925 (nach Alstaedter, 1985) Mit freundlicher Genehmigung der Bayer AG

blieb bis in die fünfziger Jahre das stärkste Diuretikum zur Ödemausschwemmung.

In der Hochdrucktherapie wurde es nie eingesetzt. Erstens war Novasurol wie die meisten Quecksilberverbindungen ziemlich toxisch. Sein Einsatz bei schwer leidenden Patienten – meistens mit Herzversagen – war gerechtfertigt, auch wenn es zu zahlreichen Nebenwirkungen führte. Aber sicherlich hätte damals niemand daran gedacht, eine so schlecht verträgliche Substanz bei Menschen zu verordnen, denen „eigentlich nichts fehlt", außer daß ihr Blutdruck einige Millimeter zuviel auf der Quecksilbersäule anzeigt. Bis in die neunziger Jahre war man sich nicht darüber im klaren, ob „Hochdruckpatienten" überhaupt Patienten sind. Und wenn schon, dann hätte bestimmt niemand an eine Therapie mit Diuretika gedacht.

Nur der eindrucksvolle diuretische Effekt der Quecksilberpräparate bei behandlungsbedürftigen Patienten mit oft enormer Wasseransammlung stimulierte weitere chemisch-synthetische Arbeiten mit dem Ziel, besser verträgliche Verbindungen zu finden. James Sprague, Leiter der organischen Chemie bei Sharp & Dohme, der über gute Erfahrungen mit der Synthese organischer Quecksilberverbindungen auf dem Gebiet der Antiseptika verfügte, führte dieses Programm durch und kam 1951 zu einem überraschenden Ergebnis: Eine ähnlich wie Novasurol strukturierte Verbindung, auch ein Derivat der o-Chlor-phenoxyessigsäure, allerdings ohne Quecksilberatom, hatte die gleich starke diuretische Wirkung wie das toxische Quecksilberpräparat Novasurol. Diese neue Verbindung, die Etacrynsäure, hemmte auch die Aktivität der renalen Enzyme durch Blockierung von Sulfhydryl (SH)-Gruppen, die damals für die diuretische Wirkung der giftigen Quecksilberpräparate verantwortlich gemacht wurden. So wissenschaftlich bedeutend diese Entdeckung auch war, seine therapeutische und kommerzielle Nutzung ließ noch länger als eine Dekade auf sich warten.

Die Firma Sharp & Dohme wurde von Merck gekauft, und das neue Management stellte das Nierenprogramm ein. Die Gründe dafür waren vielschichtig und auch aus heutiger Sicht nachvollziehbar. Wenig bekannt ist, daß die Suche nach nierenwirksamen Verbindungen primär nicht das Ziel hatte, die Ausscheidung von Elektrolyten und Wasser zu steigern, sondern die renale Elimination des Wundermedikamentes Penicillin zu blockieren und dadurch seine antibakterielle Wirkung zu erhöhen und hauptsächlich zu verlängern. Penicillin wird schnell durch die Niere aus dem Körper ausgeschieden.

Man entdeckte einige neue Substanzen, vor allem Probenecid, aber ohne den erwünschten Durchbruch. Mittlerweile wurden neue Zubereitungen von Penicillin entwickelt und vor allem neue antiinfektiv wirksame Antibiotika aufgefunden, unter denen das in der Kriegszeit gestartete und finanziell reichlich unterstützte Programm an Aktualität verlor. Doch hat Penicillin die Entdeckung der Diuretika ermöglicht.

Der zweite Triumph der Sulfonamide

Es kam noch etwas anderes hinzu. 1950 fand Roblin bei American Cyanamid eine neues Diuretikum aus einer lange und gut bekannten Substanzgruppe der Sulfonamide: das Acetazolamid – Diamox®. Die Sulfonamide! Die ersten Antiinfektiva, von Gerhard Domagk bei Bayer aufgefunden, hatten noch vor den Antibiotika eine Revolution in der Medizin ausgelöst. (Domagk ist für ihre Entdeckung mit dem Nobelpreis ausgezeichnet worden). Sharp & Dohme hatte bereits reichlich Erfahrung in der Sulfonamid-Forschung und zahlreiche Verbindungen eigener Synthesen zur Verfügung. Sprague, der Chemieleiter, hat seine stark wirksame Etacrynsäure (die später als „high ceiling" Diuretikum wiederentdeckt wurde) fallen gelassen und sich zusammen mit seinem jungen Kollegen Karl Beyer die Schätze der Sulfonamid-Chemie zunutze gemacht. Mit Erfolg. Bald fanden sie das Chlorothiazid, ein Diuretikum, das mit einigen wenigen Abwandlungen zu einem schnellen und großen Erfolg wurde und bis heute ein unentbehrliches Arzneimittel geblieben ist.

Und da fängt unsere Geschichte eigentlich erst an. Sowohl, was die Firma Bayer als auch die Hochdrucktherapie betrifft.

Neue Herausforderung für die Forschung

Zunächst einmal haben Bayer-Forscher und deren Management gelernt, daß Lorbeeren zwar gut sind, aber zum Schlafen nicht geeignet. Die Sulfonamide, die der Firma durch die bahnbrechende Infektionsbekämpfung zu Recht Lorbeeren eingebracht haben, könnten ja noch andere segensreiche Effekte haben! Nachdem die Medizin zum ersten Mal eine Waffe zur Massenbekämpfung von Krankheiten von der Bayer-Forschung bekommen hatte, die auch eine seit Menschengedenken ungewöhnliche Verlängerung der Lebenserwartung herbeiführte, stand hier vor der Bayer-Firma eine neue, in den Anfängen nicht allgemein akzeptierte Herausforderung. Erst im nachhinein kann man die Weitsicht und Risikobereitschft der Firmenleitung richtig einschätzen. Die Perspektive der zukunftsorientierten Forschung lag während der fünfziger Jahre in der Therapie der nichtinfektiösen Krankheiten, vor allem der des Herz-Kreislaufsystems. Wie bereits beschrieben, gab es bei der Firma auf dem Gebiet der Herz-Kreislaufpharmakologie bereits gute Ansätze, vor allem durch die wissenschaftliche Orientierung des Sympathikus-Forschers Hans Günther Kroneberg. Doch es waren noch einige grundsätzliche Änderungen notwendig. Die Physiologie, die bei der Methodenentwicklung und Sammlung der grundlegenden Funktionsdaten der Pharmakologie definitionsgemäß vorausgeht, hatte bereits zu dieser Zeit aussichtsreiche Voraussetzungen hinsichtlich der Kenntnisse über die Nierenfunktion sowie der methodisch-technischen Brauchbarkeit geschaffen. Jetzt ging es darum, diese Voraussetzungen in der Pharmakologie zu nutzen und in die Tat umzusetzen.

Kroneberg hat dies vollzogen. Parallel zu seiner Katecholaminforschung installierte er die Nierenforschung bei Bayer. Karl Meng, ein junger dynamischer Naturwissenschaftler wurde 1962 eingestellt und in die damals führenden Nierenphysiologie-Zentren zur Ausbildung geschickt. Das war die wichtigste Entscheidung von Kroneberg für die Stärkung der Herz-Kreislaufforschung. Merken wir uns zunächst: es ging um die Sulfonamide. Was später daraus geworden ist, werden wir noch weiter diskutieren. Jedenfalls hat Meng eine technisch moderne Forschung der Niere einschließlich der damals einmaligen Mikropunktion der Nierentubuli bei Bayer etabliert [Abb. 8 und 9]. Innerhalb kurzer Zeit erwarb er sich einen guten Ruf unter den deutschen Nierenphysiologen und Pharmakologen. Die Monographie „Diuretika", die er mit Dr. Loew 1974 geschrieben hat, kam bereits in Neuauflagen heraus und gilt bis heute als das Standardwerk der Pharmakologie. 1971 hat sich

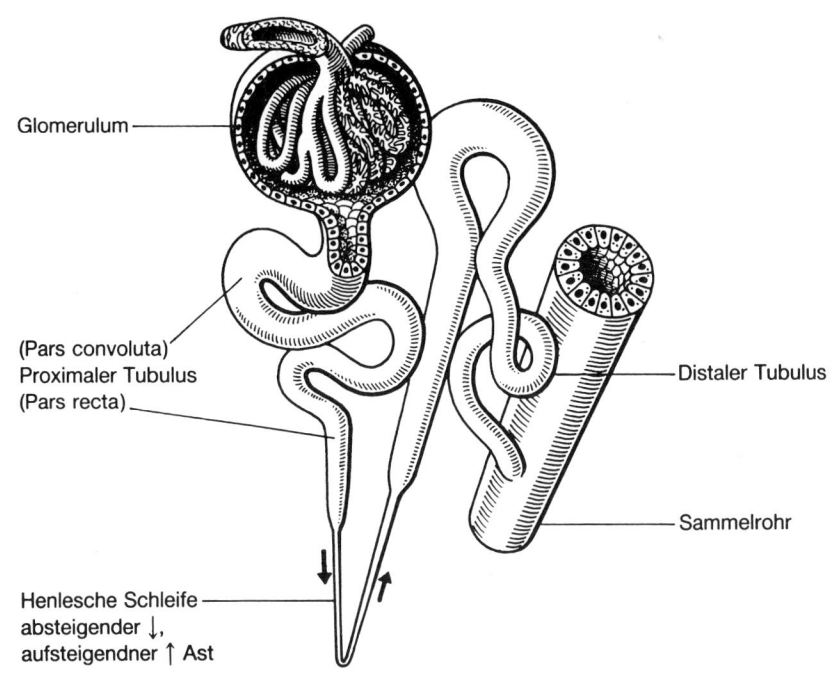

Abb. 8. Schematische Darstellung eines Nephrons mit den einzelnen Abschnitten, an denen Diuretika angreifen (nach Rettig, 1985) Mit freundlicher Genehmigung FK Schattauer Verlagsgesellschaft, Stuttgart

Meng an der Universität Essen für das Fach Pharmakologie habilitiert.

Was die Hochdrucktherapie und -forschung betrifft, so war die Entdeckung der diuretischen Wirkung der Sulfonamide und die daraus folgende Erfindung der Thiazide von besonderer Bedeutung. Im Jahre 1957 erschienen unabhängig voneinander zwei Publikationen, die zeigten, daß eine Langzeitmedikation mit Thiaziddiuretika zu einer dauerhaften Blutdrucksenkung bei der essentiellen Hypertonie führt (Freis und Wilson aus Washington und Hollander und Willkins aus Boston). Wer sollte sich unter diesen Umständen um ein zwar starkes, aber von Struktur und Wirkungsmechanismus her unbekanntes und damit unsicheres Diuretikum wie die Etacrynsäure kümmern, wenn die so populären Sulfonamide mit einem (damals) klaren Wirkungsmechanismus einen schnelleren und sicheren Erfolg versprachen? Die

Abb. 9. Schematische Darstellung
einer Mikropunktion
der Henle'schen Schleife
(nach Häberle et al., 1987)
Mit freundlicher Genehmigung
Raven Press, New York

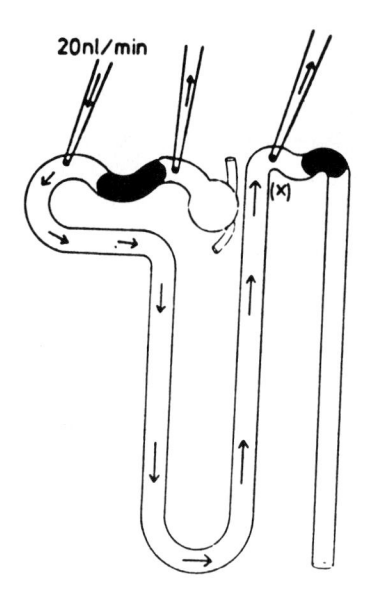

Etacrynsäure wurde ad acta gelegt, um nach mehr als 10 Jahren wiederentdeckt zu werden.

Nebenwirkungen können nützlich sein

Die Entstehung neuer, bis heute gebräuchlicher Diuretika aus der Klasse der Sulfonamide, die später auch die Hochdrucktherapie erheblich bereichert haben, weist eine lehrreiche Geschichte auf. Sowohl bei Novasurol als auch bei den Sulfonamiden führte eine sorgfältige Beobachtung der „unerwünschten Wirkungen" und deren grundsätzliche Analyse zu ihrer Entdeckung.

Kurz nach der im Jahre 1935 erfolgten siegreichen Einführung des Sulfonamids in die Therapie der bakteriellen Infektionen hatte man beobachtet, daß einige Patienten begannen, nach der Einnahme des Präparates tief zu atmen. Die Vermutung, daß dies auf einer Anhäufung von säurebildenden Wassserstoffionen im Blut beruht, erwies sich als richtig. Eine einmalige Gabe einer hohen Sulfanilamiddosis führte an Hunden und auch an drei untersuchten gesunden Menschen zur Azidose und zur gesteigerten Ausscheidung von Natrium (und Kalium) mit dem Urin. Kurz darauf wurde die Wirkungsweise geklärt: hohe Dosen von Sulfanilamid hemmen das Enzym Carboanhydrase. Das im Jahre 1930 in den roten Blutkörperchen und später auch in der Wand der Nierentubuli entdeckte Enzym beschleunigt die Bildung von Kohlensäure aus Kohlendioxyd und Wasser. Damit katalysiert es in der Niere die Schlüsselreaktion für die Abgabe von H^+-Ionen in den Primärharn und für die Rückgewinnung von Bicarbonat und Natrium-Ionen durch Rückresorption aus den Nierentubuli. Dieser Prozeß sorgt für die Konservierung von Natrium im Körper und für die Eliminierung von Wasserstoff durch den Harn und seine Ansäuerung. Wird die Aktivität des Enzyms gehemmt, wie das beim Sulfanilamid der Fall war, fehlen in den Tubuluszellen Wasserstoffionen, und die Reabsorption von Natrium (und Bicarbonat) nimmt stark ab. Die Folge ist eine erhöhte Natrium- und Wasserausscheidung, eine Diurese [Abb. 10].

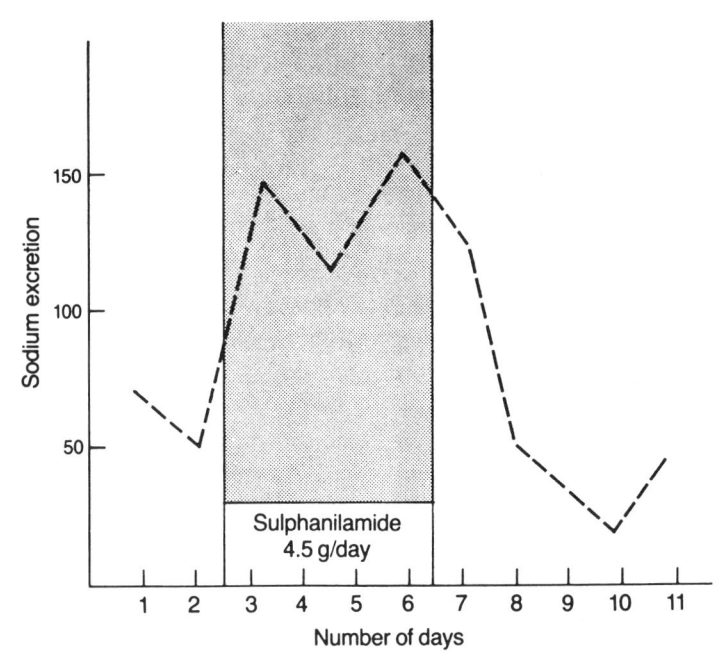

Abb. 10. Erhöhung der Natriumausscheidung bei einem Patienten durch tägliche Gabe von Sulfanilamid (Strauss und Southworth, 1938); (nach Comroe, 1983) Mit freundlicher Genehmigung WW Norton & Company, New York

Der Harn wird durch viel Kohlensäure alkalisch, enthält viel Natrium und Kalium. Im Blutplasma wird innerhalb weniger Tage die Kaliumkonzentration erniedrigt (Hypokaliämie), und das Blut wird sauer (Azidose). Das antibakteriell wirksame Sulfanilamid verstärkte die Diurese erst in sehr hohen Dosen. Daher wurde nach anderen Sulfonamidderivaten gesucht, die als potentere Carboanhydrasehemmer die Diurese in niedrigeren Dosen induzieren können. 1950 wurde auf diese Weise das Acetazolamid von Robin bei American Cyanamid entdeckt und unter dem Namen Diamox als Diuretikum eingeführt.

Acetazolamid war als Diuretikum kein großer therapeutischer Erfolg beschieden. Die metabolische Azidose und die Hypokaliämie schränkten seine breite Anwendung ein. Durch das Absinken der Bikarbonatkonzentration im Plasma und im Primärharn steht dem Enzym immer weniger Substrat zur Verfügung, und die Hemmung des Enzyms verliert an Wirksamkeit. Deswegen endet die diuretische Wirkung des Acetazolamids nach 2–3 Tagen. Heute wird Diamox als Diuretikum selten gebraucht; sein Hauptanwendungsgebiet ist der grüne Star. Allerdings war seine Bedeutung als Werkzeug in der Nierenphysiologie und -pharmakologie zur Aufklärung grundlegender Mechanismen enorm.

Gleich nach der Entdeckung des Acetazolamids und Klarheit über seine unerwünschten Effekte bemühten sich Forscher bei Bayer, ein besser wirksames Diuretikum unter den Carboanhydrase-hemmenden Sulfonamiden zu finden. Der Chemiker und spätere Leiter der Pharma-Sparte bei Bayer, Prof. Ernst Schraufstätter, synthetisierte das Diphenylmethan 4–4' disulfonamid, das 1957 als Nirexon gegen Wasserretention eingeführt wurde.

Thiazide

Ein Erfolgstreffer war Nirexon nicht. Neben patentrechtlichen Problemen in dieser Substanzgruppe lag die Ursache vor allem in der Entdeckung der Benzothiadiazinderivate, d.h. der Derivate des o-Chlor-benzolsulfonamids, unter denen 1957 das Chlorothiazid von Novello und Sprague eingeführt wurde. Seine Nachfolgesubstanzen Hydrochlorothiazid (1959) und Chlorthalidon (1959) zählen noch heute zu den erfolgreichsten Präparaten der Hochdrucktherapie [Abb. 11].

Nach Einführung der Thiazide in die Klinik zeigten sich einige Schwachstellen bei ihrer Langzeitanwendung. Die natriuretische Wirkung ist von mittlerer Stärke, maximal werden 10–15% des glomerulär filtrierten Natriums ausgeschieden. Anders als bei der Etacrynsäure oder dem später aufgefundenen Furosemid läßt sich die Wirkung mit steigender Dosis nur begrenzt erhöhen. Daß dies eine immanente Eigenschaft von zwei Diuretikaklassen ist, hat man erst nach einiger Zeit festgestellt. Die Thiazide wurden als „low ceiling", Etacrynsäure und Furosemid als „high ceiling"-Diuretika bezeichnet – mit niedriger bzw. mit hoher Leistungsreserve.

Die Bicarbonatausscheidung nimmt nach den Thiaziden deutlich zu, der Urin wird alkalisch wie nach Acetazolamid. Auch die Kaliumausscheidung ist erhöht, die zum Teil erheblichen Kaliumverluste können die Reizbildung und -leitung im Herzen beeinträchtigen. Die Harnsäure wird vermehrt rückresorbiert; ihre steigende Konzentration im Blut kann zu Gicht führen. Bei Langzeitanwendung treten Störungen im Kohlehydratstoffwechsel auf; man redet von einer „diabetogenen Wirkung" der Thiazide.

Abb. 11. Hemmung der Natriumrückresorption im frühdistalen Tubulus durch Thiazide. Thiazide blockieren auf noch unbekanntem Wege den Natriumeinstrom in die Tubuluszelle über die luminale Zellmembran. Die Natriumkonzentration im Primärharn wird erhöht (nach Rettig, 1985) Mit freundlicher Genehmigung FK Schattauer Verlagsgesellschaft, Stuttgart

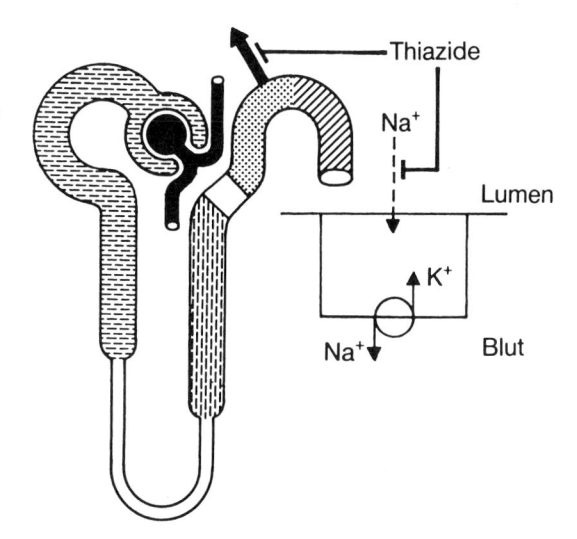

Wege zu Mefrusid

Dies alles verstand man bei Bayer als Herausforderung, ein besser verträgliches Diuretikum zu suchen. Die bereits erwähnte Entscheidung Kronebergs, die Nierenforschung in der Pharmakologie zu etablieren, war die Konsequenz. Die Chemiker Harald Horstmann und Hartmut Wollweber fanden in dem jungen Pharmakologen Meng, der mit seinen ausgezeichneten Kenntnissen der Nierenphysiologie frischen Wind mitbrachte, den besten Ansprechpartner. Inzwischen hatte sich auch der Verdacht erhärtet, daß die Hemmung der Carboanhydrase vielleicht nicht der einzige oder überhaupt nicht der notwendige Effekt der Sulfonamide für die diuretische Wirkung ist. Während Acetazolamid die Aktivität der Carboanhydrase mit 10^{-8} molarer Konzentration hemmt, setzt die enzymhemmende Wirkung der Hydrochlorothiazide erst in tausendfach höherer Konzentration ein. Dabei sind die diuretischen Wirkungen beider Substanzen gut vergleichbar. Also müßten noch andere Mechanismen durch die diuretisch wirksamen Sulfonamide beeinflußt werden.

Die Arbeiten bei Bayer richteten sich demzufolge nicht mehr auf die Hemmung der Carboanhydrase. Neu synthetisierte Verbindungen wurden im „Nierenscreening" an Tieren direkt auf saluretische und diuretische Wirkung hin untersucht. Die bestwirksame Verbindung unter den 44 verschiedenartig substituierten Sulfonamiden war ein Disulfonamid, das Mefrusid, das sich von den Thiaziden chemisch abgrenzen läßt. Auch das renale Wirkspektrum ist etwas anders. Die mittelstarke Steigerung der Natriumausscheidung ist lang anhaltend. Die Kalium- und Bikarbonatausscheidung wird nur geringfügig erhöht, der Harn wird nicht alkalisch [Abb. 12]. Die Hemmung der Carboanhydrase ist nicht die Ursache dieser Wirkung: Zwar wird das Enzym nach Mefrusid auch gehemmt, die dazu notwendigen Konzentrationen sind jedoch viel höher als die von Acetazolamid. Der Molekular-Wirkungsmechanismus blieb, wie auch bei den Thiaziden, ungeklärt.

Die Hemmung der Salz- und Wasserresorption findet im Bereich des aufsteigenden distalen Tubulusabschnitts außerhalb der Markzone statt (Acetazolamid wirkt im proximalen Konvolut). In der klinischen Prüfung ließ sich der protrahiert einsetzende inten-

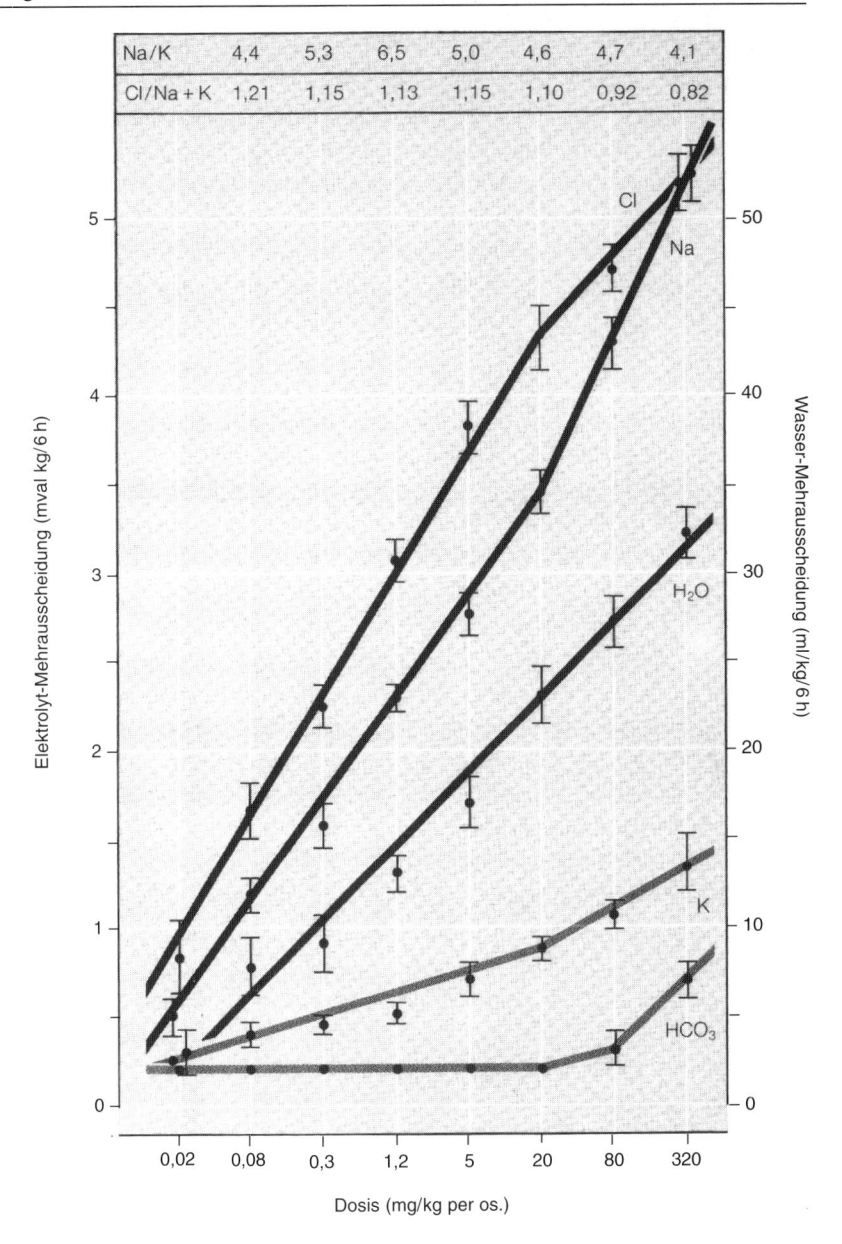

Na/K	4,4	5,3	6,5	5,0	4,6	4,7	4,1
Cl/Na+K	1,21	1,15	1,13	1,15	1,10	0,92	0,82

Abb. 12. Wirkung von Mefrusid auf die Elektrolyt- und Wasserausscheidung nach oraler Applikation in Versuchen an Ratten (nach Meng und Kroneberg, 1967) Mit freundlicher Genehmigung der Bayer AG

sive saluretische und diuretische Wirkungsverlauf und damit auch sein schon im Tierversuch nachgewiesener antihypertensiver Effekt bestätigen. Das Glomerulumfiltrat bleibt im Unterschied zu Chlorothiazid auch nach längerer Anwendung unverändert. Diese charakteristischen Eigenschaften des Mefrusids und nicht zuletzt die außerordentlich gute Verträglichkeit führten zu seiner Entwicklung. Es wurde 1967 als Baycaron in die Behandlung von Ödemen und Hochdruck eingeführt. Baycaron findet bis heute wegen seiner günstigen Ausscheidungsmuster sowohl als Monosubstanz als auch in Kombination mit anderen Antihypertensiva (Sali-Presinol, Sali-Prent) in der Hochdrucktherapie Anwendung.

Nun, inzwischen haben sich die Thiazide und Mefrusid trotz anfänglicher Skepsis hinsichtlich der Nebenwirkungen in der Therapie, insbesondere des Hochdrucks, weltweit durchgesetzt. Die anfangs angewandten hohen Dosen wurden reduziert, die Kaliumverluste konnten zusätzlich diätetisch oder mit ergänzender Kaliummedikation kompensiert werden. Als besonders wirkungsvoll hat sich in dieser Hinsicht die Kombination mit neuen „Kalium-sparenden Diuretika" wie Triamteren erwiesen.

Hinzu kam ein neuer Durchbruch in der Sulfonamid-Forschung auf dem Diuretika-Gebiet. 1964 beschrieben die Hoechst-Forscher Muschaweck und Hajdu eine für die bisherigen Sulfonamidverbindungen neuartige Wirkung bei Furosemid, einer Chloro-furylmethyl-sulfanyl-antranilsäure.

Der unmittelbar nach der Gabe erfolgte Anstieg der Natrium-, Chlorid- und Wasserausscheidung übertrifft die Effekte aller bisher bekannten Sulfonamid-Diuretika und läßt sich durch Erhöhung der Dosis weiter steigern. Diese hohe „Leistungsreserve" („high ceiling") ist bei der Behandlung von Ödemkranken wertvoll, die auf die diuretische Therapie schlechter ansprechen. Lediglich die kurze Wirkungsdauer läßt sich mit steigenden Dosen nicht verlängern.

Auch der Zielort des Furosemids ist ein anderer als bei den Thiaziden und Mefrusid, ähnelt jedoch der bereits beschriebenen Etacrynsäure. Beide hemmen die Reabsorption von Elektrolyten im aufsteigenden Teil der Henleschen Schleife (daher auch der Name Schleifendiuretika), einem Ort, in dem der größte Anteil des Glomerulumfiltrats rückresorbiert wird. Nach Furosemidgabe wird bis zu 30% des filtrierten Natriums ausgeschieden.

Diese von Bayer-Wissenschaftlern und -Management erkannte Entwicklung führte konsequenterweise dazu, die Forschung in der Gruppe der Sulfonamiddiuretika einzustellen. Das ganze Nierenprogramm wurde vom Management in Frage gestellt, die Forscher gaben jedoch nicht nach.

Muzolimin

Harald Horstmann und seine Gruppe begab sich auf die Suche unter ganz anders strukturierten Verbindungen. Mit seinem jungen Kollegen Eike Möller stieß er auf eine neue Substanzgruppe, die bei Agfa-Gevaert zur Entwicklung der Farbphotographie synthetisiert wurde – die Amino-Pyrazoline. Bereits die ersten im Labor von Karl Meng getesteten Verbindungen zeigten im Nierenscreening eine wenn auch nur schwache Steigerung der Natrium- und Wasserausscheidung. Durch konsequente Strukturumwandlung gelang es, mittels Chlorsubstitution und α-Methylierung des verbindenden Kohlenstoffatoms zwischen Pyrazolinring und dem Dichlorbenzolring die Wirkung zu optimieren. 1972 entstand das Muzolimin, eine Substanz mit neuartiger Struktur und außerordentlich günstiger Wirkung.

Muzolimin bewirkt ebenso wie Furosemid eine starke und steigerbare Natrium- und Wasserausscheidung. Im Unterschied zu Furosemid ist die Wirkung jedoch lang anhaltend. „Heigh ceiling – long acting" war die schlagwortartige Beschreibung der neuen Substanz. Ein weiterer Unterschied zu Furosemid erwies sich im therapeutischen Einsatz als besonders günstig. Beide Diuretika wirken in der Henleschen Schleife, daher der hohe Ausscheidungseffekt. Während Muzolimin aber von der Außenseite des tubulären Epithels wirkt, entfaltet Furosemid seine Wirkung von der inneren, intratubulären Seite. Das bedeutet, daß Furosemid zuerst in den Primärharn filtriert bzw. sezerniert werden muß, wodurch seine Wirkung bei Patienten mit stark eingeschränkter glomerulärer Filtrationsrate nur begrenzt ist. Die Vermutung, daß dies bei Muzolimin nicht der Fall ist, erhärtete sich bereits in der klinischen Prüfung und konnte nach der Einführung in die Therapie 1983 („Edrul®") voll bestätigt werden. Muzolimin steigert die Natriurese auch bei Patienten mit Niereninsuffizienz, bei denen andere Diuretika einschließlich des Furosemid wirkungslos sind.

Diese Erkenntnis haben sich einige klinisch tätige Ärzte außerhalb Bayer mit Euphorie zu eigen gemacht und selbständig in die Tat umgesetzt. Die hohe Leistungsreserve des Muzolimins hinsichtlich Steigerungsmöglichkeiten der natriuretischen Wirkung führte zur weiteren Dosissteigerung bei niereninsuffizienten Patienten. Über die von Bayer empfohlenen pharmakologisch und toxikologisch geprüften Dosen hinaus wurden in der Klinik sehr hohe Dosen verwendet mit triumphalen Ergebnissen der renalen Wirkung insbesondere bei Dialyse-Patienten. Das eigene Vorgehen der Kliniker, ihre Nichtbeachtung der tierexperimentell angegebenen Dosierungsgrenzen, blieb nicht ungestraft. Kein Medikament hat nur eine, die erwünschte Wirkung. Arzneimittel können auch andere, unerwünschte Effekte haben. Die „Spezifität" der Wirkung ist bei jedem Arzneimittel eine Frage der Dosis.

So wurden bald nach Anwendung der hohen Muzolimin-Dosen Zwischenfälle gemeldet, die auf eine schädliche Wirkung der Überdosierung hinwiesen: Sensibilitätsstörungen in den unteren Extremitäten, die bald als eine Medikament-induzierte Polyneuropathie identifiziert wurden. Es gab Alarm bei Bayer, insbesondere in den oberen Führungsetagen. Die Argumentation, daß es nur vereinzelt und nur nach überhöhter Dosierung auftrete, half nicht. Das Bayer Management entschloß sich freiwillig, Edrul aus dem Handel zu ziehen. Man wollte vermeiden, daß es überhaupt zur Schädigung von Patienten kommen könnte. Eine großartige Entscheidung der Firmenleitung, die der Hippokratischen Ethik „noli me nocere" den Vorzug vor einem kommerziellen Erfolg gab.

Den Forschern blieb nur die Enttäuschung. Karl Meng hat sie nicht mehr erlebt; mit 42 Jahren erlag er 1975 einem plötzlichen Herztod. Die Suche nach „klassischen" Diuretika wurde bei Bayer eingestellt. Die Leitung des Nierenlabors übernahm der junge Pharmakologe Bernward Garthoff, der auch die weiterführenden Untersuchungen des Muzolimins als Diuretikum und Antihypertensivum bis zur Ausbietung durchführte. Die Tätigkeit des Labors wurde von Prof. Hoffmeister, dem Vorstand der Pharmakologie, primär völlig in die Hochdruckforschung eingegliedert. Die Früchte dieser Entscheidung zeigten sich bald in der Klärung der renalen Effekte anderer Antihypertensiva sowie in der intensiven

Untersuchung der Beteiligung der Niere an der Pathogenese der Hochdruckkrankheit. Die enge Eingliederung und unsere mit Garthoff durchgeführte konsequente Zusammenarbeit mit dem Pathologen Georg Luckhaus und anderen, auch auswärtigen Forschern hat erheblich zu dem ungewöhnlichen Erfolg des Unternehmens in der Hochdrucktherapie während der zweiten Hälfte der achtziger Jahre beigetragen. Diese Modernisierung der Nieren- und Elektrolytforschung setzt sich bis heute auch mit neuen Forschungspersönlichkeiten durch. Wir werden später noch sehen, daß die Betonung der Nierenforschung in der Hochdruckpharmakologie die Wege zu neuen, zukunftsorientierten Themen ermöglichte.

Natriuretisches Hormon

Seit langer Zeit wird in der Physiologie vermutet, daß neben Aldosteron und dem Antidiuretischen Hormon noch ein anderes Hormon („Third factor") an der Steuerung der Ausscheidungsfunktion der Niere und dadurch an der Regulation des Flüssigkeitsvolumens des Körpers beteiligt ist. Bei Wassermangel oder Natrium- und Wasserverlust reduziert sich die renale Ausscheidung durch die Aktivierung der „sparenden", retinierenden Hormone. Bei einer Ausdehnung des Flüssigkeitsvolumens oder bei einer Natriumbelastung wird die Nierenfunktion vor allem durch die Erhöhung der Natriurese gesteigert. Der dafür zuständige Regelstoff (oder Stoffe), ein vermuteter humoraler Faktor, der die tubuläre Rückresorption von Natrium erschwert, ist unbekannt. Trotz aller Mühe und intensiver Forschung. Das über Jahrzehnte wache Interesse an dem „natriuretischen Hormon" wird nicht nur durch eine reine Neugier der theoretischen Physiologie stimuliert. Von seiner Entschlüsselung wird auch der Schlüssel zur weiteren Klärung der Hochdruckpathogenese und demzufolge zur Auffindung neuer Therapiewege der Hypertonie erwartet. Denn vieles spricht dafür, daß die Natriumionen bzw. Störungen ihrer Haushaltsmechanismen an der Entstehung des Hochdrucks maßgeblich beteiligt sind.

De Wardener vermutete bereits 1970, daß die Natriurese nach einer Expansion des Blutvolumens (Hypervolemie) durch einen zirkulierenden humoralen Faktor, den endogenen Regulator der renalen Natriumausscheidung gesteigert wird, der als natriuretisches Hormon (NH) funktioniert. In seinen Versuchen inhibierte das Plasma von volumenexpandierten Tieren den Natrium-Kalium Transport an isolierten Fragmenten der Nierentubuli. Später fand man heraus, daß auch durch Plasma von gesunden Menschen die

Aktivität des Enzyms Na^+-K^+-ATPase gehemmt wird, ähnlich wie durch das Digitalisglykosid Ouabain. Die Intensität der Hemmung war von der Natriumeinnahme abhängig. Durch mehrere Reinigungsschritte wurden Extrakte gewonnen, die in ihrer Hemmung der Na-K-ATPase 3000mal stärker sind als das pflanzliche Ouabain. Die Substanz bindet an den Digoxin-Antikörper.

Attraktive Hypothesen

Zu dieser Zeit, Ende der 70er Jahre, fand Blaustein einen Natrium-Kalzium Austauschmechanismus an den Membranen von Arteriolen. Blaustein formulierte 1972 seine Hochdruckhypothese: Wenn ein endogener Hemmer der Na-K-ATPase tatsächlich existiert, würde der Anstieg seiner Plasmakonzentration zur Erhöhung der intrazellulären Kalziumkonzentration und zur Gefäßkonstriktion führen. Eine Erhöhung des peripheren Widerstandes und Hochdruck wären die Konsequenzen.

Haddy und Overbeck haben seine Hypothese bestätigt. Nach ihrer Ansicht *ist* die Hypertonie bei volumenexpandierten Situationen durch den zirkulierenden Inhibitor des Natriumtransports induziert, der Ouabain-ähnliche Eigenschaften besitzt. Poston und andere haben die Existenz des Inhibitors beim Menschen bestätigt und gezeigt, daß auch der Ouabain-sensitive Efflux an Leukozyten und Erythrozyten durch diesen Transporthemmer reduziert wird.

De Wardener und MacGregor faßten 1980 alle verfügbaren Kenntnisse in einer eigenen Hochdruckhypothese zusammen [Abb. 13]: Die Ursache für die essentielle Hypertonie liegt in einem ererbten Defekt der Niere bei ihrer Ausscheidungskapazität für Natrium. Diese Einschränkung macht sich besonders bemerkbar, wenn die Natriumaufnahme erhöht wird. Eine erhöhte Natriumzufuhr resultiert in der Expansion des extrazellulären Flüssigkeitsvolumens, die zu einer Erhöhung des zirkulierenden Inhibitors des transmembranären Natriumtransports führt. In der Niere wird dadurch die Natriumausscheidung auf die Normwerte der gesunden Menschen adjustiert; deshalb ist es so schwierig, bei Hypertonikern die Erhöhung der extrazellulären Flüssigkeit nachzuweisen. Im glatten Muskel der Arteriolen verursacht die Substanz einen Anstieg der intrazellulären Natriumkonzentration, was sich

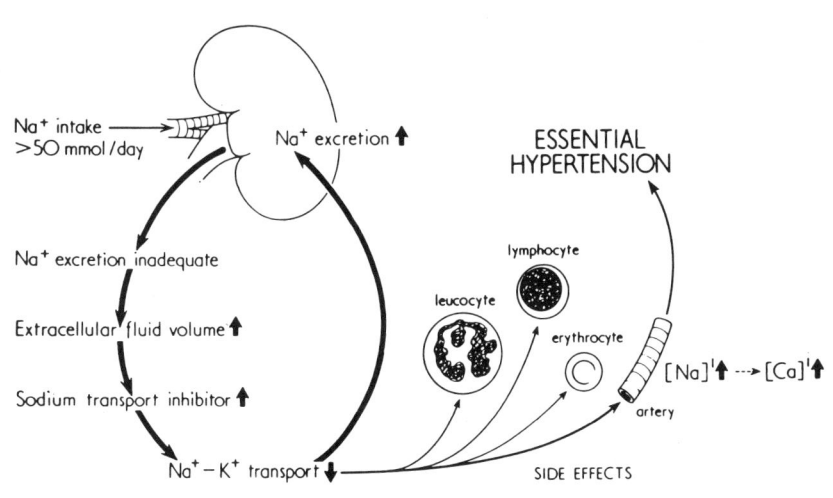

Abb. 13. Hypothetisches Schema der Hochdruckentstehung durch einen Defekt der Natriumausscheidung und des zellulären Natriumtransports (nach De Wardener and MacGregor, 1980) Mit freundlicher Genehmigung Blackwell Science, Inc., Cambridge, MA, USA

durch die Hemmung des Na^+-Ca^{++}-Austauschers oder durch eine elektrogene Depolarisation in der Erhöhung der zytosolischen Kalziumkonzentration und gesteigerter Gefäßkontraktilität auswirkt. Die Folge ist die Erhöhung des Blutdrucks.

Modernes Screeningverfahren

Die Hypothesen Blausteins und de Wardeners erweckten große Aufmerksamkeit unter den Forschern. Auch für die Pharmakologen lieferten sie Anhaltspunkte auf der Suche nach neuen Antihypertensiva. Wenn auch die Struktur des NH noch nicht bekannt war, die Ähnlichkeit ihrer Eigenschaften mit Digitalispräparaten („endogenous digitalis like factor – EDLF") bot die Suche nach Substanzen mit „NH"-antagonistischer Wirkung an. Bei uns fühlte sich besonders Dr. Andreas Knorr von einer derartigen Forschungsmöglichkeit stark inspiriert. Knorr hat sich während seiner Tätigkeit bei Bayer von Anfang an mit den membranären Transportmechanismen für Elektrolyte in der Hochdruckforschung beschäftigt. Er verbrachte auch eine „Lehrzeit" im Hôpital Necker bei Philippe

Meyer in Paris und arbeitete (und publizierte) seit dieser Zeit eng mit Monique de Mendonca, Ricardo P. Garay und anderen Mitarbeitern von Philippe Meyer in INSERM zusammen.

In den späten achtziger Jahren erarbeitete Knorr ein Konzept für das Screening von Antagonisten des NH. In seiner Präsentation begründete Knorr sein Projekt folgendermaßen: „Bei einer solchen Hypertonieform des Menschen, die, wenn die Hypothese stimmt, eine Subpopulation der Patienten mit ‚essentieller' Hypertonie darstellt, sollte ein (kompetitiver) NH-Antagonist antihypertensiv wirksam und durch seinen kausalen Angriffspunkt nebenwirkungsarm sein."

„Wegen der ouabainartigen Eigenschaften des NH konnte schon vor seiner Strukturaufklärung ein Screening-System nach kompetitiven Antagonisten erstellt werden. Es besteht aus einem ^{3}H-Ouabain-Bindungstest mit nachgeschaltetem Na^+-K^+-ATPase Hemmtest. *Am Ouabainrezeptor bindende Stoffe ohne Hemmwirkung auf die Na^+-K^+-ATPase sind in der Theorie NH-Antagonisten.*"

Sie waren es auch in der Praxis. In einer exzellenten Teamarbeit der Naturstoffgruppe um D. Schmidt nahmen in der Biochemie H.G. Dellweg, E. Bischoff und in der Chemie K. Frobel, J. Lenfers und P. Fey die heiße Spur auf. Beim Screening fielen einige fermentativ aus einem Pilzstamm gewonnene Bisphenyletherlaktone mit der erwünschten Ouabain-antagonistischen Wirkung auf. Bei weiterer Optimierung wurden Analoga synthetisiert, die auch in vivo an einer NH-abhängigen Hochdruckform an Ratten im akzeptablen Dosenbereich oral antihypertensiv wirksam waren.

Es war eine aufregende Zeit in unserem Arbeitskreis. Die Chemiker A. Jensen, P. Fey, J.B. Lenfers und H. Müller wandten unter der Leitung von Klaus Frobel die modernsten Techniken des „molecular modelling" an, die die bisherige, von der Empirie geleitete oder besser „intuitive" Synthese durch Ratio ersetzen sollten. Mit Hilfe einer „comparative molecular field analysis (CMFA)" wurden gezielt geänderte Moleküle synthetisiert, mit den vom Computer errechneten Konfigurationen, die für die Bindung essentiell sind, versetzt und dann in der Kaskade der biochemischen und pharmakologischen Untersuchungen getestet.

Es war schön, es klang wie Zukunftsmusik. Zukunftsmusik war es in der Tat, denn für die Gegenwart brachten die geänderten Molekülsimulationen keine Wirkungsverbesserung. Die eine, an

Ratten stark antihypertensiv wirkende Substanz hatte nur eine kurze Wirkungsdauer, die sich erst durch Gabe von übermaximalen Dosen etwas verlängerte.

Jedenfalls haben wir alle viel durch dieses Programm gelernt. Unser gemeinsamer Enthusiasmus schaffte eine außerordentlich freundliche und kooperative Atmosphäre, nicht zuletzt durch das Wirken der beiden Protagonisten des Programms, Klaus Frobel und Andreas Knorr.

Neue Hoffnung

Die Suche nach NH-Antagonisten über die Ouabain-Bindung haben wir nicht etwa aus Enttäuschung oder Ungeduld unterbrochen. Gerade in dieser Zeit ergab sich die Chance, Antagonisten mit dem NH viel näher stehenden Liganden humaner Provenienz suchen zu können. Die Firma SpaceLabs in Seattle, USA, vermittelte uns vertraulich Kontakt zu einigen Forschern, die sich in Zusammenarbeit mit einem Team aus der *University of Washington* darum bemühten, das NH aus dem Blut von Hochdruckkranken zu isolieren. Schon früher näherten sich Frank Morich und Kollegen bei Bayer schrittweise dem Ziel, bis wir, wie alle anderen auch, feststellen mußten, daß wir zwar nahe daran waren, aber trotzdem ziemlich daneben. Daher betrachteten wir den Bericht aus Seattle über die erfolgreiche Isolierung von DLIS (digoxin-like immunoreactive substances) mit viel Skepsis. So besonders originell waren die Extraktions- und Isolierungstechniken nicht. Dafür aber die Quelle umso mehr: Die DLIS wurden aus dem Hämofiltrat von männlichen Dialysepatienten mit Hypertonie extrahiert. Strukturell erwiesen sich die Stoffe als Cardenolide spezifischer glykosidischer Konfiguration. Das US-Patent für die Verbindungen war bereits erteilt. Eine der extrahierten Verbindungen besaß die vom NH erwarteten Eigenschaften: Sie verdrängte ^{3}H-Ouabain aus der Rezeptorbindung, hemmte die isolierte Na/K-ATPase und auch den Natriumtransport an intakten Zellen mit viel höherer Potenz als Ouabain selbst. Die biologischen Daten lieferte auch Frank Vincenzi, ein namhafter Professor für Pharmakologie an der *University of Washington*.

Die strukturelle Identität der isolierten Substanzen wurde durch nachfolgende Synthesen bestätigt. Die Seattle-Wissenschaftler waren begeistert, daß es ihnen gelungen war, die chemische Struktur des NH zu entdecken, und wir bei Bayer freuten uns, daß wir die Antagonisten direkt, mit dem „echten" NH suchen konnten. Leider dauerte die beiderseitige Freude nicht allzu lange. Die nachsynthetisierte Substanz zeigte weder bei uns noch in Seattle die beim Extrakt gefundenen Aktivitäten. Und doch sollte die Struktur der synthetisierten Verbindung mit der strukturellen Analyse des gereinigten Extrakts völlig übereinstimmen.

War das ganze ein Irrtum, der auch vielen anderen bei der Suche nach dem NH passiert ist? Die Ursache zu erforschen, würde bedeuten, die ganzen ungeheuer aufwendigen Isolierungsarbeiten zu wiederholen. Es müßten Unmengen des Dialysefiltrats von Hunderten von geeigneten Patienten nochmals gesammelt werden, bevor man mit der Extraktion und Reinigung beginnen konnte. Eine jahrelange Arbeit mit einem unklaren Ziel: War das ein Fehler oder gar eine Chimäre?

Die Ernüchterung

Und dann kam der nächste Schlag ins Gesicht, der für uns der letzte war. Das vermutliche NH, der „endogenous digitalislike factor" (in der Literatur bereits als „EDLF" etabliert) ist nicht anderes als Ouabain oder eins seiner Isomere, also allein ein Digitalisglykosid! So plakativ wurden auf Kongressen und sofort in der amerikanischen Tagespresse die Berichte von John Hamlyn und seiner Gruppe von der *University of Maryland* und von *Upjohn Laboratories* verkündet. Eine wahre Sensation! Digitalisglykoside, die seit mehr als zweihundert Jahren bekannten pflanzlichen Substanzen, die aus dem Fingerhut (Digitalis purpurea) stammen und die man immer noch als unersetzliches Heilmittel zur Behandlung der Herzmuskelschwäche einsetzt, werden auch im Körper der Säugetiere einschließlich des Menschen produziert und sind in ein körpereigenes Regulationssystem eingeschaltet!

So wurde der Befund von Hamlyns Gruppe 1991 in dem ersten schriftlichen Bericht in *Hypertension* beschrieben: „... the EDLF purified in the present study was either ouabain or an isomer of ouabain. This material may represent a plasma-born, naturally occuring, selective, high affinity ligand for the digitalis binding site that may play a significant role in the modulation of the sodium pump and thereby cellular electrolyte homeostasis in humans".

In dieser sowie in den nachfolgenden Publikationen in der namhaften Zeitschrift *Hypertension* sind die Ergebnisse der Isolierung und Reinigung, der Strukturanalyse, der Massenspektrencharakteristik sowie die biologischen Effekte dieses gereinigten Extrakts so genau beschrieben, daß sie selbst beim hochkritischen Leser keinen Anlaß zu Zweifeln geben konnten. Das war im Jahre 1991, und damals haben wir das Projekt aus vielen verständlichen Gründen endültig aufgegeben. Die Chemie der Aglycone, der den Kern der Herzglykoside bildenden Steroide, die in Verbindung mit Zuckermolekülen für die bekannten pharmakologischen Effekte der Herzglykoside verantwortlich sind, ist in einer fast hundert Jahre bestehenden Forschung soweit geklärt, daß die Hoffnung auf eventuelle Innovationen sehr gering eingeschätzt werden muß. Auch einige Digitalis-Antagonisten sind schon viel früher beschrieben worden, fanden allerdings keine breite therapeutische Anwendung. Und die wäre wohl wünschenswert.

Die therapeutische Breite der Herzglykoside ist außerordentlich schmal. Für die Behandlung der nicht selten vorkommenden Vergiftungsfälle hat man bis jetzt lediglich die Digitalis-Antikörper verwenden können. Trotz aller wissenschaflichen Attraktivität für die Hochdrucktherapie haben wir nach kühler Berechnung das Projekt aufgegeben.

Im nachhinein darf ich feststellen, daß es ganz richtig war. Wir bedauern, die so enthusiastisch durchgeführte Forschung des engagierten Teams beenden zu müssen. Schon fast fünf Jahre sind seit der „Aufklärung" der Identität des NH vergangen. Seitdem hört und sieht man aber fast nichts. War die Verkündung Hamlyns wieder eine neue Chimäre? Ist das Konzept des NH überhaupt nur ein Hirngespinst?

Als Pharmakologen und Wirkstoffforscher sind wir gehalten, pragmatisch zu denken und zu handeln. Schließen wir das Kapitel kommentarlos ab und wenden wir uns anderen, vielleicht nicht so philosophisch belasteten Themen zu.

Kalziumantagonisten

Die Kalziumantagonisten gehören in den neunziger Jahren zu den wichtigsten und am meisten verordneten Antihypertensiva. Mit den eigenen, originellen Verbindungen, den 1,4-Dihydropyridinen (DHP), erzielte Bayer den größten Erfolg in seiner Arzneimittelgeschichte der letzten Jahrzehnte, der – im wissenschaftlichen Sinne – nur mit der Entdeckung der Sulfonamide in den dreißiger Jahren verglichen werden kann. Mit der Einführung der Kalziumantagonisten änderten sich bald die Ansichten der medizinischen Welt über die Therapiemöglichkeiten der Herz-Kreislauferkrankungen sowie das Verständnis ihrer Pathogenese.

Die Bearbeitung der Dihydropyridine und insbesondere der Erfolg ihres Protagonisten Nifedipin (Adalat®) hatte einen weitgehenden, tiefgreifenden Einfluß auf das Unternehmen überhaupt. Horst Meyer, gegenwärtiger Leiter des Geschäftsbereichs Pharma, schrieb zum 15. Jubiläum der Markteinführung von Nifedipin: „Noch vor weniger als 30 Jahren war die Herz-Kreislaufforschung bei Bayer ein schwaches Nebengleis in einer von der Chemotherapie beherrschten Domäne. Und noch vor 15 Jahren beschränkten sich die Geschäfte der Firma auf dem Arzneimittelgebiet auf Europa und Lateinamerika, wobei die Umsätze auf dem Herz-Kreislaufmarkt nahezu bei Null lagen. Adalat hat die ganze Firma verändert: in der Forschung, Entwicklung und im Marketing; sowohl in Deutschland als auch – was noch bedeutender ist – weltweit. In der Forschung und Entwicklung zeigte Adalat Wege in neue Gebiete auf …und entwickelte sich bald zu der mit Abstand führenden Substanz im Bayer-Arzneimittelsortiment." Aber auch weltweit lag Nifedipin mit seinen Umsätzen an einer der ersten Stellen der verkauften Medikamente überhaupt.

Innerhalb der Pharma-Forschung führte der Adalat-Erfolg zunächst zu einem Ausgleich der Gewichtung zwischen Herz-Kreislaufpharmakologie und den bisher schwerpunktmäßig bearbeiteten Antiinfektiva. Die Forschungsgruppen in der Chemie und vor allem in der Pharmakologie wurden verstärkt, die Akzente auf die kardiovaskuläre Forschung verlagert.

Nach meiner retrospektiven Einschätzung lag der größte Einfluß des Adalat-Erfolgs in der Forschung auf moralischer Seite. Wir Wissenschaftler und auch unsere Mitarbeiter erlebten eine ungewöhnliche Motivation, und unser Enthusiasmus hat das ganze interne Klima für viele Jahre stark beeinflußt.

Blutdrucksenkung nicht im Vordergrund

Nifedipin und die anderen, zur damaligen Zeit als Kalziumantagonisten definierten Substanzen waren ursprünglich nicht für die Hochdrucktherapie konzipiert; vielmehr wurden sie wegen ihrer bevorzugten erweiternden Wirkung auf die Herzkranzgefäße als Mittel gegen herzischämische Erkrankungen, vor allem für die Therapie der Angina pectoris – entwickelt und klinisch geprüft. Eine eventuelle Blutdrucksenkung, die allerdings in der tierexperimentellen Pharmakologie bekannt war, hielt man eher für eine nicht erwünschte, eventuell auch durch Senkung des Perfusionsdrucks für eine die Herzdurchblutung störende Wirkung.

Dies erinnert an die Denkweise der ersten Hochdruckforscher in den 30er Jahren, die ebenfalls eine eventuelle, damals nur durch neurochirurgische Eingriffe am Sympathikus mögliche Blutdrucksenkung des Hypertonikers als schädigend für die Durchblutung der Niere ansahen. Das 1902 von Leonard Bayliss formulierte Prinzip der Autoregulation der Weite der Endarteriolen in Organen, die für eine *vom Blutdruck unabhängige Konstanz der Organdurchblutung* sorgt, wurde für lange Zeit lediglich als „Theorie" der Physiologen betrachtet. Beruhigend für die klinischen Nifedipin-Prüfer war, daß der Blutdruck der meisten pektanginösen Patienten, sofern sie Normotoniker waren, durch Nifedipin nicht erniedrigt wurde.

Fleckenstein setzte den Meilenstein

Die Geschichte der Entdeckung des Wirkprinzips der heute so bedeutsamen Kalziumantagonisten und die Erfindung der neuen Arzneimittelgruppe der Dihydropyridine und deren Zuordnung lag in den Anfangsjahren außerhalb der Hochdruckforschung. Doch für die Geschichte der heute so erfolgreichen Tätigkeit der Firma Bayer auf dem Herz-Kreislaufgebiet ist es wichtig, den Zusammenhang mit der Hochdruckhistorie festzuhalten.

Albrecht Fleckenstein, Professor für Physiologie an der Universität Freiburg, entdeckte dieses bahnbrechende Prinzip 1964. Das allein hätte schon für seinen Ruhm gereicht.

Doch dabei blieb es nicht. Bis zu seinem Tod 1992 hat er sich mit unermüdlichem Engagement, unerschöpflichem Ideenreichtum und voller Energie dafür eingesetzt, daß das von ihm als „Kalziumantagonismus", im nachhinein betrachtet nicht ganz richtig benannte, geprägte Wirkprinzip in der Wissenschaft (Physiologie, Pharmakologie, Biochemie) und in der Therapie akzeptiert wurde.

Fleckenstein ist dafür mit zahlreichen Anerkennungen wie mehrmaligen Ehrendoktorwürden, Forschungspreisen, Medaillen und ähnlichem geehrt worden. Das alles kam allerdings mit großer Verspätung. Vielleicht war er selbst schuld daran. So ehrgeizig Fleckenstein auch sein mochte, Beliebtheit strebte er nie an. Ganz im Gegenteil: In der manchmal etwas übertriebenen Argumentation für seine Theorie hat er bewußt provoziert; oft bekam man den Eindruck, er wolle sich absichtlich Gegner schaffen. Das ist ihm zumindest in den Anfangsjahren auch gelungen, sowohl unter den Theoretikern als auch unter den klinischen Forschern.

Die Entdeckung des Kalziumantagonismus kam als Nebenprodukt seiner langjährigen Forschung über den Stoffwechsel des Herzens, insbesondere bei Herzinsuffizienz, zustande. Die beiden Firmen Knoll und Hoechst besaßen Anfang der sechziger Jahre zwei neuartige koronardilatierende Verbindungen – Verapamil und Prenylamin – mit einer unverständlichen kardiodepressorischen Nebenwirkung. Zur Klärung dieses Effektes befragten 1963 beide Firmen unabhängig voneinander den Freiburger Physiologen. Fleckenstein, der ursprünglich als Pharmakologe bei Edith Bülbring in Oxford ausgebildet worden war und sich später bei Eichholz in Heidelberg habilitiert hatte, besaß durch seine originelle

Erforschung des Stoffwechsels am insuffizienten Herzen bereits einen Namen auf dem Gebiet der experimentellen Kardiologie. Zu seiner Überraschung fand Fleckenstein bald heraus, daß beide Substanzen einen ähnlichen Effekt am isolierten Herzmuskel hatten wie ein einfacher Entzug von Kalziumionen aus dem Organbad. Beide Substanzen hemmten die Exzitation-Kontraktion-Kopplung des Herzmuskels, indem sie die Kontraktionskraft ohne nennenswerten Einfluß auf das Aktionspotential konzentrationsabhängig minderten [Abb. 14]. Dieser Effekt war beinahe identisch mit der Beobachtung, die Sidney Ringer 80 Jahre früher bei Herzperfusion mit kalziumfreier Lösung fand. Nur waren in Fleckensteins Versuchen Kalziumionen im Organbad vorhanden.

Die Interpretation der negativ-inotropen Wirkung bei den neuen Substanzen lag auf der Hand: sie *antagonisieren* den Effekt von Kalziumionen auf den Herzmuskel. Die pathophysiologischen

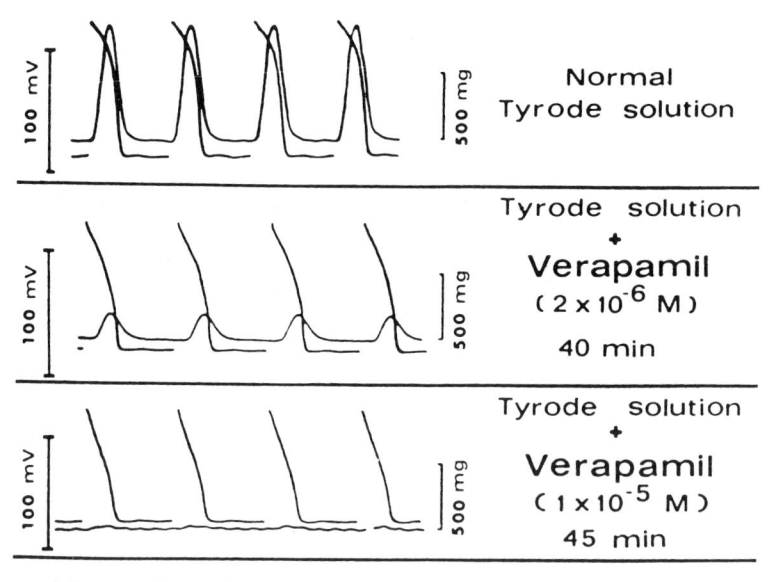

Abb. 14. Elektromechanische Entkoppelung am elektrisch gereizten Präparat des Meerschweinchenherzens durch Verapamil, ähnlich dem Entzug der Kalziumionen im Bad. Die Kontraktionskraft des Herzmuskels wird vermindert, während die elektrische Reizbarkeit (=das Aktionspotential) unverändert bleibt (nach Fleckenstein, 1983) Mit freundlicher Genehmigung American Heart Association, Dallas, Texas

Konsequenzen dieser spezifischen Wirkung zeigten sich bereits in den ersten Jahren intensiver Forschung der Fleckenstein'schen Gruppe als bahnbrechend. Fleckenstein war fasziniert, weil die Stoffe

„a) die myokardiale Kontraktionskraft dämpfen, ohne das Aktionspotential stärker zu beeinträchtigen („elektro-mechanische Entkopplung");

b) die Utilisation von energiereichem Phosphat im kontraktilen System vermindern;

c) den oxydativen Tätigkeitsstoffwechsel (Extra-Sauerstoff-Verbrauch pro Systole) senken."

Die Stoffe verbessern also nicht nur die Herzmuskeldurchblutung durch Erweiterung der Koronargefäße, sie senken auch gleichzeitig den Sauerstoffverbrauch des ischämischen Herzens. Eine der ersten Publikationen von Fleckenstein und seinen Kollegen (1967) wurde auch so betitelt: „Zum Wirkungsmechanismus neuartiger Koronardilatatoren mit gleichzeitig Sauerstoff-einsparenden Myokard-Effekten, Prenylamin und Iproveratril." (Iproveratril war die ursprüngliche Bezeichnung von Verapamil.)

Dieser neue, bis jetzt ungeahnte pharmakologische Effekt wurde von Fleckenstein als „Kalziumantagonismus" bezeichnet und die beiden Verbindungen „Kalziumantagonisten" genannt.

In der Geschichte der Wissenschaft ist es nicht ungewöhnlich, daß neue Begriffe und Namen mehrere Paten haben. Ungefähr zur gleichen Zeit als Fleckenstein den Effekt von Prenylamin und Verapamil auf die Verfügbarkeit der Kalziumionen im Herzmuskel publizierte, beschrieb Théophile Godfraind, ein Pharmakologe von der Universität Löwen, einige Diphenylpiperazine hinsichtlich ihrer erschlaffenden Effekte am glatten Gefäßmuskel als „antagonistes du calcium". Ähnlich wie Fleckenstein ursprünglich am Herzmuskel, fand Godfraind an Arterien, daß sich der hemmende, erschlaffende Effekt dieser neuen Verbindungen durch Erhöhung der Kalziumkonzentration im Organbad aufheben läßt (daher „Antagonismus").

Daß der Begriff „Kalziumantagonismus" nicht richtig ist, hat sich während der explosionsartig anwachsenden Grundlagenforschung dieses Phänomens erst nachträglich gezeigt. Auch für die euphorische Interpretation der Sauerstoff-einsparenden Herzwirkung dieser Stoffe hat die nachfolgende klinische Forschung Korrekturen gebracht. Doch auch das ist in der Geschichte der Wissenschaft üblich und schmälert das Verdienst der Erfinder keineswegs.

Hartnäckigkeit lohnt sich

Anfang der sechziger Jahre wurden in den Forschungslaboratorien der Farbenfabriken Bayer Substanzen zur besseren Blutversorgung des Herzens gesucht; eigentlich gegen den Willen des Managements. Der Pharmakologe Dr. Wulf Vater hatte die visionäre Idee, dem kranken Herzen mit einem größeren Sauerstoffangebot zu helfen. Auf der Suche nach der Vaters Meinung nach segensreichen Wirkung führte er einen Standardversuch ein: im Akutversuch am tief narkotisierten Hund wurde der Koronarsinus kanüliert und in daraus entnommenen Blutproben der Sauerstoffgehalt gemessen. Darüber hinaus wurde lediglich der arterielle Blutdruck kontinuierlich aufgezeichnet. Als Referenzsubstanzen, d.h. Musterstoffe, deren Wirkung er mit anderen, neu synthetisierten Verbindungen erreichen wollte, benutzte er zwei damals schon klinisch erprobte Koronardilatatoren: Carbochromen und Dipyridamol. Und dies war der Stein des Anstoßes und Grund für die ablehnende Haltung des Managements. Denn zu dieser Zeit war schon bekannt, daß die Koronardilatatoren Carbochromen und Dipyridamol bei Patienten mit ischämischen Herzkrankheiten oft schädlich sind. Sie dilatieren viel mehr Koronargefäße in den gesunden als in den schlechter durchbluteten Herzarealen, wodurch sie die Minderdurchblutung noch steigern. Der berühmte „steal-effect" mit Verschlimmerung der Herzschmerzen war oft die Folge. Die Kardiologen sahen das pharmakologische Prinzip der Koronardilatation als therapeutisch unbrauchbar an. Aus diesem, aus damaliger Sicht guten Grund wurde Vaters Forschung vom Bayer-Management als unwissenschaftlich abgelehnt.

Vater hat dem Druck von oben nicht nachgegeben. Seine Idee, einen besseren Koronardilatator zu finden, wurde zur Besessenheit. Nur ein einziger Mann ließ sich von Vaters Visionen begeistern: sein Freund, der Chemiker Friedrich Bossert. Ein sonderbares Paar, das in der Forschungsorganisation bei Bayer durch seine Beharrlichkeit und Sturheit über Jahre hinweg für viel

Ärger und Aufregung sorgte und die Firma doch zu einem weltweiten Erfolg geführt hat. Ausdauer und Hartnäckigkeit sind immer notwendig, wenn ein Wissenschaftler eine nonkonforme Idee durchsetzen will.

Bossert hat für Vaters Hundeversuche zahlreiche Verbindungen synthetisiert. Dabei ging er von dem Naturstoff Khellin aus, einem Chromon aus der Mittelmeerpflanze Amni visnaga, dessen koronardilatierende Wirkung bereits 1947 in einer später nicht beachteten Publikation beschrieben worden war. Bossert synthetisierte mehrere Chromone, Thiochromone und Kumarinderivate, die sich in Vaters Versuchsanordnung meistens als unwirksam erwiesen. Einige Chinolone erhöhten zwar die koronare Sauerstoffsättigung bei den Hunden, jedoch lediglich nach intravenöser Applikation, während das Ziel der beiden Forscher ein oral wirksamer Stoff war.

Bossert vermutete, daß seine Chinolone durch enterale Enzyme abgebaut wurden und modifizierte daher die Struktur, bis er bei den esterifizierten Pyridinen landete. Ein logischer Schritt, nur ging die Verkleinerung der Moleküle zu weit: Die Pyridine waren in Vaters Versuchen unwirksam. Die Dihydropyridine mit der Einführung des vom Chinolon entfernten aromatischen Restes schienen ihm die beste Lösung zur Molekülvergrößerung zu sein. Nur das. Und dann „explodierte die Granate" im Labor von Vater. Am 9. Dezember 1964 injizierte Sigrid Behne, Vaters langjährige Laborantin, am Hund 10 mg von Bs 1861 (Bs=Bossert), dem ersten Dihydropyridin. Es war die Standarddosis, in der sie vorher Hunderte von schwach oder gar unwirksamen Substanzen von Bossert getestet hatte. Nach einer initial starken Erhöhung der koronaren Sauererstoffsättigung sank der Blutdruck so stark, daß das Tier nicht überlebte. In den nächsten Tagen wurden niedrigere Dosen geprüft, die zwar den Blutdruck weniger senkten, aber die O_2-Sättigung immer noch sehr stark und langanhaltend erhöhten. Nun folgten zahlreiche Versuche mit über 300 anderen, ähnlich strukturierten Verbindungen, die eine solche Wirkung auch nach oraler oder sublingualer Applikation (Vater wollte unter anderem auch das Nitroglycerin ersetzen) zeigten. Ein halbes Jahr später, im Juni 1966, erhielt Vater von Bossert die für die Wissenschaft und für Bayer schicksalhafte Verbindung „BAY A 1040" [Abb. 15].

Mit dieser Substanz, später Nifedipin genannt, ging Vaters Wunschtraum in Erfüllung. Zugleich kam aber auch eine große

Abb. 15. Formel von Nifedipin

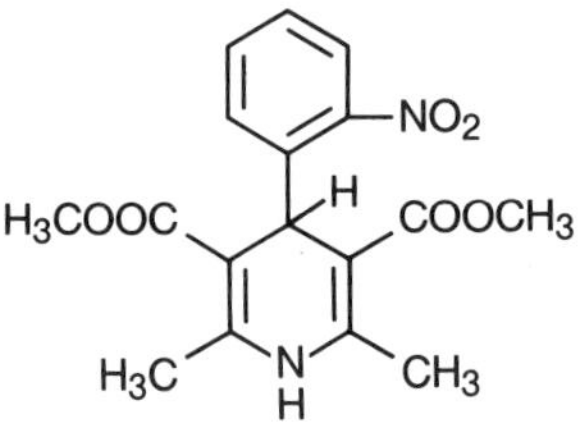

nifedipine

Herausforderung auf die Bayer-Forschung zu. Unter der Leitung von Professor Kroneberg, der bis dahin gegen die Suche nach „besseren Koronardilatatoren" aus damaliger Sicht richtig argumentiert hatte, wurden intensive Arbeiten zur Klärung des Wirkprofils der neuen Verbindung durchgeführt. Die gesamte Mannschaft des Instituts für Pharmakologie wurde mobilisiert. Hoffmeister, Kaller, Meng, Oberdorf, Puls, Schloßmann, Stoepel sind neben Vater und Kroneberg die Autoren der ersten Veröffentlichung über die pharmakologischen Wirkungen von BAY A 1040 (1972).

Angina pectoris ist die Zielindikation

Mit BAY A 1040 ging es dann auf zwei Wegen voran. Dr. Franz Ebner, Mitglied der damals noch bescheidenen Abteilung für klinische Forschung, hat, nachdem einwandfreie toxikologische Untersuchungsergebnisse vorlagen, mit der klinischen Prüfung bei Angina pectoris-Patienten begonnen. Und das mit eindeutigem Erfolg.

Der Siegesmarsch von Nifedipin in die Therapie der Angina pectoris war damit eingeleitet. Im Unterschied zu Carbochromen und Dipyridamol wurden keine „steal-effects" beobachtet. Vater sah sich bestätigt, einen „besseren Koronardilatator" gefunden zu haben.

Doch auch Kroneberg hat eine nähere theoretische Begründung der therapeutischen Wirksamkeit angestrebt. Eine Koronardilatation allein konnte die Wirkung von BAY a 1040 nicht erklären. Die von ihm eingeleiteten breiten pharmakologischen Untersuchungen zeigten einiges mehr. Dies führte ihn 1969 in einer Pilgerfahrt zu seinem Freund Fleckenstein nach Freiburg. Ein Jahr später berichtete Fleckenstein vor der *European Section of the International Study Group for Research on Cardiac Metabolism* in London, daß BAY A 1040 der stärkste Kalziumantagonist sei, den er jemals getestet habe. Und dann explodierte die Granate tatsächlich, sowohl für Fleckenstein als auch für Bayer.

1972 erschienen zwei Ausgaben der „Arzneimittelforschung/ Drug Research" mit tierexperimentellen und klinischen Untersuchungen von BAY A 1040. Fleckenstein triumphierte. Seine Theorie des Kalziumantagonismus als sauerstoff- und energiesparendem Arzneimitteleffekt am Herzen mit gleichzeitig erhöhtem Sauerstoffangebot durch Koronardilatation schien bestätigt zu sein. Zahlreiche und namhafte Kardiologen haben den therapeutischen Effekt bei herzischämischen Krankheiten einwandfrei bewiesen. Doch die weiteren Untersuchungen brachten einige z.T. grundlegende Korrekturen der ursprünglichen Vorstellung von Fleckenstein.

Hämodynamischen Untersuchungen führender experimenteller und klinischer Kardiologen (Lochner u. Mitarb., Lydtin, Kirchheim und Groß, Hashimoto, Taira, Hayase, Fukusaki u.a.) zeigten nach Nifedipin-Gabe immer eine Senkung des peripheren Widerstands, die durch eine reflektorische Steigerung des Herzzeitvolumens kompensiert wurde, so daß ein Nettoeffekt am mittleren Blutdruck kaum sichtbar war. Sie wurde mit Recht als Folge der Dilatation der systemischen Widerstandsarterien betrachtet. Durch die Reduktion der Nachlast („afterload") einer „extrakardialen Komponente" der antiischämischen Herzwirkung wurde die Senkung des Sauerstoffverbrauchs im Herzen geklärt.

Mit dem damaligen Verständnis des Wirkungsmechanismus war die gefäßerweiternde Wirkung in der Peripherie keine Überraschung. Gisa Grün hat bereits 1971 mit ihrem späteren Ehemann Fleckenstein den „Kalziumantagonismus" zu einem „Grundprinzip der Vasodilatation" erklärt.

Später faßte sie ihre umfangreichen Untersuchungen an verschiedenen glattmuskulären Präparaten folgendermaßen zusammen: „Die entscheidende Rolle der Ca^{++}-Ionen als Mittlersubstanz zwischen Membranerregung und Kontraktion ist auch für die glatte Muskulatur gesichert: Ca^{++}-Ionen aktivieren die Ca^{++}-abhängige Myofibrillen-ATPase und steuern damit quantitativ Kontraktion und Tonus der Gefäßwand." „Ein neuer Weg, mit pharmakologischen Mitteln die vasokonstriktorischen Ca^{++}-Wirkungen auszuschalten, wurde neuerdings durch den Einsatz von Ca^{++}-Antagonisten ... eröffnet." „Die überragende Effizienz von Ca^{++}-Antagonisten in der Behandlung von Vasospasmen aller Art wird aus diesen Befunden gut verständlich."

Koroku Hashimoto, dem damaligen Leiter des Instituts für Pharmakologie und experimentelle Therapie an der Tohoku Universität in Sendai, einem der weltweit führenden Zentren der Herz-Kreislaufpharmakologie, kommen mit seinen Mitarbeitern bei der Klärung der hämodynamischen Wirkung von Nifedipin ganz besondere Verdienste zu. Nach intravenöser Applikation von 1–3 Mikrogramm pro kg fand er 1972 eine starke Erhöhung des koronaren Blutflusses bis zu einer maximalen Koronardilatation. Eine negativ ino- und chronotrope Wirkung trat erst nach viel höheren Dosen auf. Nach intraarterieller Injektion steigerte Nifedipin den Blutfluß in den Koronar- und Femoralarterien sowie im renalen Flußbett und war in dieser Hinsicht der potenteste Stoff im Vergleich zu allen anderen Vasodilatatoren. Da die gefäßdilatierende Wirkung sich durch Infusion von Kalziumchlorid neutralisieren ließ, schloß Hashimoto, daß „der gefäßrelaxierende Effekt wahrscheinlich durch die Restriktion des Einwärtsstroms von Kalzium zustande kommt".

Hypertonie im Dornröschenschlaf

Bereits die ersten Untersuchungen von Nifedipin gaben deutliche Hinweise darauf, daß die periphere Gefäßdilatation in der Hypertonie anders als bei normotonen Tieren und Menschen tatsächlich zu einer bedeutenden Blutdrucksenkung führt. In der ersten Bayer-Publikation 1972 beschrieb Stoepel eine dosisabhängige Blutdrucksenkung bei renal-hypertonen Ratten. Auch aus der Klinik kamen derartige Berichte. Murakami in Japan hat als erster die Normalisierung des hohen Blutdruckes nach Nifedipin bei essentiellen Hypertonikern beschrieben. Auf die Publikation von Klütsch, Schmidt und Grosswendt 1972, die eigentlich ein Startsignal für die Anwendung bei Hochdruck hätte sein müssen, kommen wir noch später zu sprechen. Die Ergebnisse waren so originell, daß sie als unglaubwürdig nicht weiter beachtet wurden.

Es gab mehrere Gründe dafür, daß diese ersten Befunde keine Aufmerksamkeit fanden. In der Klinik lag es vor allem an der engen Spezialisierung der Fachleute. Nifedipin blieb wegen des antianginösen Effektes Domäne der Kardiologen, die kaum Hochdruckpatienten behandeln. Gleiches galt übrigens für die anderen damals bekannten Kalziumantagonisten Verapamil und später Diltiazem.

In der experimentellen Pharmakologie, insbesondere bei uns, den Bayer-Pharmakologen, gab es noch einen sachlichen Grund zur Zurückhaltung. Selbst wenn es zutreffen würde, daß die Substanz eine potentielle antihypertensive Wirkung hat, würde Nifedipin in die Gruppe der bereits lange bekannten Vasodilatatoren eingeordnet werden, auch mit der durch Senkung des Perfusionsdrucks eingeschränkten Natriumausscheidung und vielleicht doch einer reflektorischen Sympathikusstimulation einschließlich Herzfrequenzsteigerung. Meng hatte schon in den ersten Untersuchungen eine Natriumretention gefunden und in der ersten Bayer-Publikation beschrieben: an Ratten nach hohen Dosen, an Hunden schon im therapeutischen Dosenbereich.

Also noch eine Hydralazin-, Diazoxid- oder Minoxid-ähnliche Substanz, die man in der Hypertonie mit einem Diuretikum oder womöglich gleich mit einem Betablocker kombinieren müßte? Bei aller Schönheit des Wirkungmechanismus wäre sie in der Hypertonie-Behandlung ein triviales Vasodilatans mit beschränkten Indikationen, während sich bei Angina pectoris eindeutig ein ganz neuartiger Effekt zeigte: die antiischämische Wirkung, die Verhinderung des „Calcium-overload" mit daraus resultierender herzprotektiver Wirkung, die keiner der bisherigen „Koronardilatatoren" aufweisen konnte.

Unser Gesinnungswandel in der Bayer-Forschung ergab sich durch mehrere Umstände. Nach der Institutionalisierung der Kreislaufforschung innerhalb der Pharmakologie in eine eigenständige Abteilung haben wir auch für die experimentelle Hochdruckforschung neue Wege gesucht. Das bis dahin übliche Screening nach blutdrucksenkenden Verbindungen im Akutversuch hatte bisher zu keinem Erfolg geführt. Wir fanden zwar einige Verbindungen, insbesondere unter den Dihydropyridinen, die den hohen Blutdruck an hypertonen Ratten senkten, aber alles nur durch Vasodilatation.

Auch die Einführung spontan hypertensiver Ratten (SHR) durch Stoepel anstelle von sekundärem Hochdruck nach Drosselung einer Nierenarterie oder nach Verabreichung hoher Dosen von Deoxycorticosteronacetat (DOCA) an Ratten brachte uns keine weiterführenden Ergebnisse. Selbst heute, im Abstand von mehr als zwanzig Jahren, muß man feststellen, daß die SHR-Ratte, die immer wieder als revolutionäre Entdeckung in der Hochdruckforschung deklariert wurde, keine Bereicherung der Kenntnisse über die essentielle Hypertonie und ihre Therapie gebracht hat. Wie spannungsreich die Motive und Ergebnisse dieser Züchtung von Aoki und seinem Chef Okamoto auch waren, das einzige, was sie mit der humanen essentiellen Hypertonie gemeinsam haben, ist die unbekannte Ätiologie. Allerdings ist es bei der alltäglichen Labortätigkeit einfacher, „fertige" Hochdruckratten aus der Zucht zu verwenden, als den Hochdruck unter mühsamen Prozeduren zu erzeugen.

Das hypertrophe Hochdruckherz

Damals entschlossen wir uns, das „Hochdruckscreening" einzustellen und nach Substanzen zu suchen, die noch andere Merkmale der Hochdruckkrankheit beeinflussen. Ich kann nicht verschweigen, daß ich dafür eine Vorbelastung aus meinen früheren Arbeiten, sowohl aus Prag als auch aus Heidelberg unter Franz Groß, mitbrachte. Ich wollte bei der Hochdruckkrankheit neben dem aktuellen Blutdruck nach weiteren beeinflußbaren Kriterien suchen. Schon früher fiel mir auf, daß man bei Hochdrucktieren den Schweregrad der Hypertonie besser mit einer Waage als mit dem Quecksilbermanometer bestimmen konnte. Das Gewicht der Herzen, insbesondere der linken Herzventrikel korrelierte in meinen Untersuchungen mit der Plasma-Renin-Aktivität (PRA) nach Nierenarteriendrosselung viel besser und in früheren Stadien als die aktuellen Blutdruckwerte. Hatte Jan Brod doch recht gehabt mit seiner Annahme, daß die Erhöhung des Herzminutenvolumens, die zur Hypertrophie führen könnte, bei der Hypertonie früher auftritt als die Erhöhung des peripheren Widerstands? Ich habe die Vermutung publiziert, daß das Renin allein das übermäßige Wachstum des ventrikulären Herzmuskels fördert. Die Herzhypertrophie in der Hypertonie ist nicht primär eine physikalische Folge der stärkeren Herzarbeit gegen den erhöhten peripheren Widerstand (eine „Arbeitshypertrophie"), sondern sie alleine wird primär durch in der Hypertonie beteiligte Regulationsfaktoren gesteuert.

Franz Gross, mein damaliger Chef im Pharmakologischen Institut der Universität Heidelberg, hat die Publikation zwar mitunterzeichnet, aber privat hat er mich wegen unüberlegter Phantasien ausgelacht. Franz Gross war eine herausragende Persönlichkeit, insbesondere auf dem Gebiet der Hochdruckforschung. Ähnlich wie Fleckenstein provozierte er mit seinen apodiktischen Redensarten viele Gegner. Aber im Gegensatz zu Fleckenstein war Gross außerordentlich konservativ und verschlossen gegenüber allem, was neu war oder neu sein könnte. Seine Beurteilung jedes neuen pharmakologischen Ansatzes in der Hochdrucktherapie war immer skeptisch, und seine Prognosen oft unrichtig. Trotzdem war er ein bewundernswerter Mann, und wir alle, die wir mit ihm zusammenarbeiten durften, haben ihn sehr hoch geschätzt. Seine erzkonservative Haltung präsentierte er zwar nach außen mit hoher Eloquenz und viel Sarkasmus (und das in mehreren Sprachen und sehr gut fundiert), aber er hat sie nie mit Gewalt durchgesetzt. Privat war er immer offen zum Dialog, und auch ein Dialog unter „Andersdenkenden" stimuliert.

So verhielt er sich auch gegenüber meiner „unüberlegten Phantasie" der Herzhypertrophie-stimulierenden Wirkung des Renins. Bei seinen breiten, weltweiten Kontakten zu Hochdruckforschern erfuhr er oft auch noch nichtpublizierte Ergebnisse. Als Merlin Bumpus, einer der engsten Mitarbeiter von Irvin Page in Cleveland, Chemiker und Reninforscher „der ersten Stunde" ihm über seine Hinweise auf die stimulierende Wirkung des Angiotensin II auf die RNA-Synthese berichtete, organisierte Gross 1970 mein Zusammentreffen mit Bumpus, bei dem sich die beiderseitigen Beobachtungen erhärteten.

Industrieforschung unterschätzt

Nach meinem Wechsel zu Bayer mußte ich mich zwar anfangs forscherisch etwas umstellen und mich auch erst an das neue Klima mit den damals im Institut nicht seltenen atmosphärischen Schwankungen gewöhnen, aber das ging rasch, und nach kurzer Zeit konnte ich meinen eigenständigen Platz finden. Eigentlich hatte ich das so nicht erwartet. Unter den akademischen Forschern herrschte damals zumindest in den medizinischen Fächern eine ziemlich – sagen wir es milde – distanzierte Haltung gegenüber der Forschung in der pharmazeutischen Industrie. Etwas zwischen militärischer Disziplin und kaufmännischer Schlauheit hat man sich darunter vorgestellt. Umso größer war meine Überraschung, daß es bei Bayer – bei den meisten großen forschenden Firmen war es offensichtlich ähnlich – viel mehr an „akademischer Freiheit" für den einzelnen Forscher gab als an den von den Ordinarien geleiteten Universitätsinstituten. Diese Erfahrung haben mir im nachhinein mehrere Kollegen bestätigt, die nach längerer Tätigkeit an der Universität zur Industrie gewechselt sind.

Die großzügige materielle Unterstützung der Forschungsstätten, ihre bessere apparative und technische Ausrüstung hatte man vorausgesetzt. Aber die wohlwollende Haltung des Managements auf allen Etagen, die respektvolle Akzeptanz neuer Ideen, keine direkte Einwirkung auf deren Realisierung, kein Auslachen bei Mißerfolg, mit anderen Worten, es war eine hohe Risikobereitschaft vorhanden, die man aus verständlichen Gründen in den meisten Universitätsinstituten nicht erwarten konnte. Bei den gegenwärtigen Strukturen, der Starrheit der traditionellen Universitäten mit dem individuellen Zwang zur Karriere und der notwendigen Flexibilität der Industrieforschung läßt sich die zukünftige Entwicklung recht gut einschätzen.

Über die Auswirkung auf das Mikroklima der Forschungseinheiten, der Institute oder Abteilungen oder wie immer sie heißen mögen, ist nicht viel geschrieben worden. Die Industrieforschung ist zweifelsohne erfolgsorientiert, die akademische selbstverständlich auch. Die Frage ist nur, was man als Erfolg betrachtet. „Publish or perish" auf die amerikanisch hemmungslose Art ausgedrückt, war die erste Stufe zur Existenzgründung des einzelnen an den Universitäten mit dem persönlichen Ziel zur Habilitation und damit zu weiteren Karrierestufen bis zum Beamtenstatus „auf Lebenszeit". Also ist eine Individualisierung, „sich selbst zu zeigen" mit diesem System vorprogrammiert. Die Weisen der Industrieforschung haben jedoch längst begriffen, daß in der modernen Forschung die Zeit der inspirierten Einsiedler vorbei ist. Insbesondere bei den komplexen biologischen Wissenschaften, zu denen auch die Pharmakologie gehört, ist Teamarbeit die erste Voraussetzung. Und sie wird auch zumindest bei Bayer stark gefördert. Kein einzelner übersieht heutzutage das ganze Gebiet seiner Forschung und hat die technischen Fähigkeiten, die für die praktische Realisierung notwendig sind. Alleine schaffe ich es nicht (und ich muß es auch nicht), aber ich kann auch dem anderen helfen, seine Idee zu verwirklichen. Es führt nicht zu einer Anonymität. Ein persönliches Erfolgserlebnis ist bei den Pharmakologen genauso notwendig und stimulierend wie in allen kreativen Berufen. Auch in der Teamarbeit, wenn sie richtig gesteuert wird, bekommt man genug Gelegenheiten dazu. Die Bereitschaft zur Kooperation, zum Mitwirken, zum Überlassen eigener Kenntnisse und Fertigkeiten, war die eindrucksvollste Erfahrung beim Wechsel von der akademischen zur industriellen Forschung. Daß es nicht mein Erlebnis allein war, können sicherlich mehrere Kollegen bezeugen.

Die nächste Überraschung beim Wechsel von der Universität war die hohe Kooperationsbereitschaft und die fachliche Kompetenz der technischen Mitarbeiter, der Laboranten, Tierpfleger, Schreibkräfte und Grafiker. Bayer hatte für diese Berufe eigene Lehrstätten eingeführt mit Lehrprogrammen, die auf den eigenen Bedarf zugeschnitten waren. Einem Akademiker bei Bayer stand unvergleichlich mehr Zeit zum Studieren, Nachdenken, zur Versuchsplanung, zur immer geforderten Muße zur Verfügung als einem Universitätsprofessor, der beinahe alle Handgriffe des Versuchs selbst durchführen mußte, wenn er sich seiner Ergebnisse sicher sein wollte.

Dissoziation zwischen Herzhypertrophie und Blutdruck

Nun zurück zur Herzhypertrophie, ihrer vermutlich körpereigenen Steuerung und den Möglichkeiten, sie mit Arzneimitteln zu beeinflussen. Zur Verfolgung meiner Idee fand ich im Pharmakologischen Institut bei Bayer bereits in den ersten Tagen einen hellhörigen Partner. Dr. Klaus Schloßmann, ein erfahrener Biochemiker, ließ sich für eine Kooperation begeistern. Wir induzierten eine Herzhypertrophie an Ratten durch winzige Dosen von Isoproterenol, einem β-adrenergen Agonisten, der gleichzeitig eine Blutdrucksenkung bewirkte. Der Verbrauch der energiereichen Phosphate war dabei erhöht. Doch eine direkte, vom Blutdruck unabhängige Stimulierung des Herzmuskel-Wachstums? Mit den gängigen Arzneimitteln außer den β-Blockern konnten wir sie nicht hemmen. Zwar publiziert, aber vergessen.

Die Dissoziation zwischen Herzhypertrophie und Blutdruck, die andere Faktoren als Auslöser vermuten ließ, weckte außer in Cleveland und in Wuppertal keine besondere Aufmerksamkeit. Bumpus kam mit seinen Befunden über die RNA-stimulierende Wirkung des Angiotensin nicht weiter. Seine Mitarbeiterin, Suba Sen, suchte nach anderen Hypertrophie-stimulierenden Faktoren. Sehr interessante Arbeiten, aber ohne klares Ergebnis. Erst heute, gut zwei Dekaden später, konnte mit neuen molekularbiologischen Methoden der proliferations- und wachstumsfördernde Effekt nicht nur an Herzmuskelzellen sondern auch am glatten Gefäßmuskel nachgewiesen werden. „Remodelling" die Verdickung der Gefäßwand und die strukturellen Veränderungen des Herzmuskels in der Hypertonie sind heute zum großen Teil durch die stimulierenden Eingriffe des Angiotensin II in die Eiweißsynthese geklärt. Einen erheblichen Anteil an diesem Fortschritt haben neue Pharmaka, die als „tool" (Werkzeug) eine derartige Forschung ermöglichen, aber darüber im nächsten Kapitel.

Mein Freund, Robert Tarazi, einer der engsten Mitarbeiter von Irvin Page in Cleveland, hat – auch mit Frau Sen zusammen – alle damals gängigen Antihypertensiva auf ihre Wirkung auf die Herzhypertrophie an Hochdruckratten untersucht und fand als einzige Substanz, die neben der Blutdrucksenkung auch die Herzhypertrophie mindern konnte das α-Methyldopa. Hydralazin, Minoxidil und andere Vasodilatatoren haben das Wachstum des Herzmuskels vermutlich im Rahmen der sympathischen Gegenregulation eher beschleunigt. Der Hypertrophie-stimulierende Faktor mußte im Bereich der sympathischen Regulation liegen. Methyldopa besaß durch die Dämpfung des Sympathotonus die einzige Möglichkeit, sie zu hemmen.

Aber mußte es unbedingt der Sympathikus sein? Wie war es mit dem Renin-System? Denn Weidmann (1971) und Laragh (1973) haben gezeigt, daß Methyldopa die PRA bei Patienten mit essentieller Hypertonie senkt. Auch der blutdrucksenkende Effekt zeigte sich deutlicher bei Patienten mit hoher PRA als bei „low-renin"-Hypertonikern. Vielleicht gab es noch andere Regelkreise? So war unser Konzept, zu dem sich auch mein junger Mitarbeiter, Dr. Bernward Garthoff überreden ließ. Mit viel Skepsis, wie er oft sagte.

„Suchen wir mal nach neuen Antihypertensiva, die keine Sympathikusdämpfung verursachen, wohl aber das Wachstum des Herzmuskels in der Hypertrophie hemmen." „Die Dissoziation von Effekten, die Trennung von Wirkungen, die man normalerweise zusammen erwarten würde, das ist der Weg zu neuen Befunden. Laß uns mal suchen."

In den ersten Versuchen haben wir alte, spontan hypertone Ratten mit ausgeprägtem Hochdruck eingesetzt. Als Referenzsubstanzen applizierten wir drei Wochen lang täglich α-Methyldopa zur Hemmung der Herzhypertrophie und zur Verstärkung Dihydralazin und Nifedipin als Vasodilatatoren. Die Ergebnisse unserer ersten Langzeitversuche waren zum Teil befriedigend, zum Teil enttäuschend. Mit Methyldopa konnten wir die Regression der Herzhypertrophie bei gleichzeitiger Blutdrucksenkung bestätigen, mit Dihydralazin war der Blutdruck gesenkt und die Herzgewichte größer, so wie Tarazi es beschrieben hatte. Aber mit Nifedipin war kaum eine Blutdrucksenkung bei alten, spontan hypertonen Ratten zu sehen. Dafür waren die Herzgewichte, unser Kriterion für Herzhypertrophie, nach dreiwöchiger Behandlung eindeutig reduziert. Dabei wußten wir, daß Nifedipin im Unterschied zu Methyldopa keine Dämpfung des Sympathotonus bewirkt. Auch für eine Hemmung des Renin-Angiotensin-Systems gab es keine Hinweise, vielmehr wurde nach akuter Gabe eine Steigerung der PRA beobachtet. Die Regression der Herzhypertrophie bei kaum vorhandener Blutdrucksenkung an alten Ratten war für uns das Startsignal für großangelegte Langzeitversuche, die sich über einige Jahre hinzogen.

Sind Kalziumantagonisten auch Diuretika?

An jungen SHR, an denen der Anstieg des Blutdrucks durch Nifedipin gehemmt wurde, war immer auch eine Verhinderung der

Herzhypertrophie zu beobachten. Und das immer im Gegensatz zur Wirkung der bekannten Vasodilatatoren. Könnte der Grund in der unterschiedlichen Wirkung der Substanzen auf die Niere liegen? Vielleicht verursacht Nifedipin keine Natrium- und Wasserretention wie Dihydralazin? Unsere Vermutung erhärtete sich, als wir an einem neuen Rattenstamm – den salzsensivitiven Dahl-Ratten – einen eindrucksvollen Effekt des Nifedipins bei durch Kochsalzfütterung induziertem Hochdruck mit gleichzeitiger Regression der Herzhypertrophie fanden.

Garthoff hat die alten Diurese-Versuche von Meng überprüft und dabei einen kleinen Trick gefunden. Wenn er an normotonen Ratten die Diurese mit physiologischer Kochsalzlösung einleitete anstatt mit Wasser, wie es zur Mengschen Zeit üblich war, blieb von einer antidiuretischen Wirkung keine Spur. Nach höheren Dosen war die Natriumausscheidung sogar leicht erhöht. An hypertonen Ratten, insbesondere an Dahl-Ratten, hatten bereits die kleinsten Nifedipin-Dosen einen natriuretischen Effekt, der etwa so stark war wie nach dem Diuretikum Hydrochlorothiazid. Hydralazin verursachte auch in dieser Versuchsmodifikation immer eine Natriumretention.

Noch viel stärker als nach Nifedipin hat sich die natriuretische Wirkung nach Nitrendipin, einem anderen Dihydropyridin-Derivat, gezeigt. Aber darauf kommen wir noch später zu sprechen [Abb. 16].

Wir trugen unsere Ergebnisse auf dem Internationalen Hochdruckkongreß vor und publizierten sie anschließend 1982 unter dem bewußt provokativen Titel: „Antihypertensive effect of calcium antagonists differs from that of vasodilators" (Kritik am Titel wurde, insbesondere bei Bayer, laut. Einer der Bayer-internen Rezensenten hat mich für verrückt erklärt: „das sind doch auch Vasodilatatoren, der Titel ist falsch!").

Während die Vasodilatatoren eine Natriumretention verursachen und trotz Blutdrucksenkung die Herzhypertrophie verstärken, bewirken unsere Substanzen Nifedipin und Nitrendipin das Gegenteil. Die Senkung des peripheren Widerstands ist nicht allein für den antihypertensiven Effekt der Kalziumantagonisten verantwortlich. Die gesteigerte Salz- und Wasserausscheidung führt zur Reduktion des vermutlich bei der Hypertonie expandierten Flüssigkeitsvolumens und dadurch zur Reduktion der Volumenbelastung

Der Weg in die Hochdrucktherapie

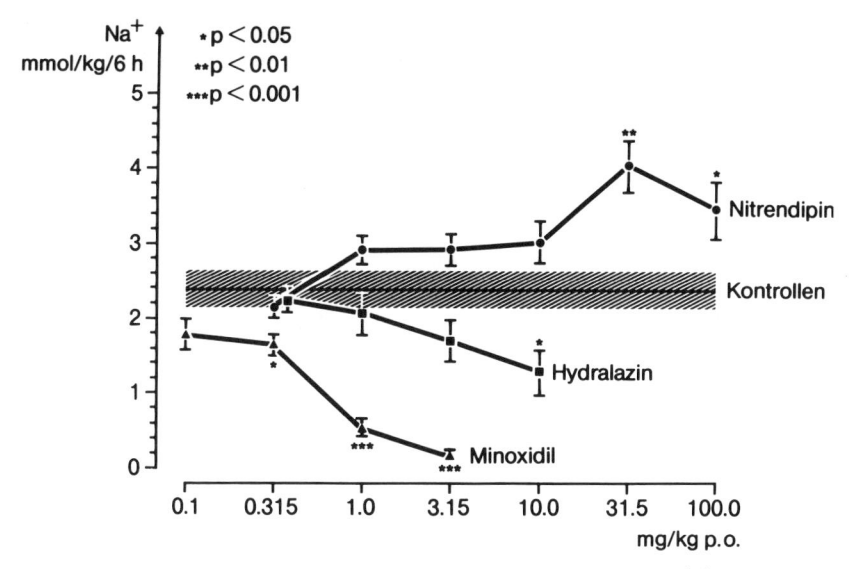

Abb. 16. Wirkung von Vasodilatatoren und von Nitrendipin auf die Natriumausscheidung von Ratten (nach Garthoff et al, 1983) Mit freundlicher Genehmigung American Heart Association, Dallas, Texas

des Herzens mit daraus resultierender Regression der Herzmuskelmasse.

Der Weg in die Hochdrucktherapie

Es war eine mutige Hypothese, die uns so attraktiv erschien, daß wir uns alle Mühe gaben, weitere Beweise zu finden. Wir konnten einige auswärtige Experten dafür gewinnen, die uns sehr geholfen haben, mit neuen Ergebnissen und ihrem eigenen, bereits gut bekannten Namen die neuartige antihypertensive Wirkung der Kalziumantagonisten zu erarbeiten.

Professor Strauer und sein Mitarbeiter Dr. Motz, damals im Klinikum Großhadern in München tätig, waren bereits Anfang der 70er Jahre anerkannte Experten in der experimentellen und klinischen Forschung über das Herz in der Hypertonie. In enger Kooperation untersuchten wir systematisch die Effekte einer Langzeitbehandlung von SHR mit Nifedipin. Nach 20, 40 und 60 Behandlungswochen mit regelmäßiger Blutdruckkontrolle wurden die Ratten nach München geschickt, wo man im Akutversuch die Pumpleistung der Herzen untersuchte. Während die unbehandelten Tiere systolische Blutdruckwerte um 200 mmHg erreichten, blieben die mit Nifedipin im Futter behandelten Ratten über die ganze Zeit normoton. Die Herzhypertrophie wurde vollständig verhindert. Die Auswurffraktion war bei den Kontrollen stark eingeschränkt, ein Zeichen der linksventrikulären Insuffizienz. Die PRA und Plasma Aldosteron, die unser Mitarbeiter Dr. Günther Thomas gemessen hat, stieg bei den Kontrollen mit dem Alter an. Mit Nifedipin blieb die Herzleistung wie auch die PRA und Aldosteron normal [Abb. 17]. Einen derartigen Effekt hatte man nach einem antihypertensiv wirkenden

Langzeitbehandlung an spontan hypertonen Ratten
($\bar{x} \pm$ SEM, n = 15)

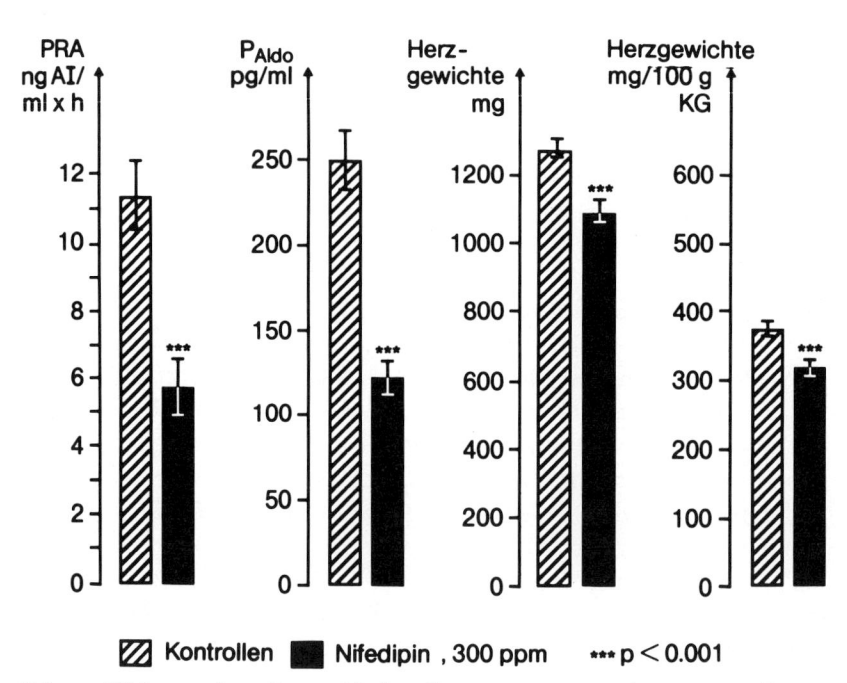

Abb. 17. Wirkung einer Langzeitbehandlung von spontan-hypertonen Ratten mit Nifedipin (nach Kazda und Scriabine, 1986) Mit freundlicher Genehmigung FK Schattauer Verlagsgesellschaft, Stuttgart

Arzneimittel noch nicht gesehen. Allerdings glaubte Strauer nicht so sehr an eine Volumenreduktion als Ursache, aber eine andere Erklärung hatte er auch nicht parat.

Prof. Graham MacGregor aus London, einer der führenden Nephrologen in der Hochdruckgesellschaft, zeigte mehr Verständnis für unsere Interpretation. Er selbst hatte bereits früher festgestellt, daß eine Zugabe von Nifedipin bei Thiazid-behandelten Hochdruckpatienten den antihypertensiven Effekt des Diuretikums verstärkt, die Zugabe eines Diuretikums den blutdrucksenkenden Effekt der Nifedipin-Therapie jedoch nicht beeinflußt. Das paßte genau zu unserer Hypothese.

In den frühen 80er Jahren wurde auch in der Klinik bereits eine akute, kurzdauernde Erhöhung der Natriumausscheidung durch Nifedipin bestätigt. Schließlich hatte Klütsch sie schon 1972 nach intravenöser Applikation beschrieben, aber damals hat es niemand so ernst genommen. Ein Vasodilatans *muß* doch eine Natriumretention bewirken! Den passageren Anstieg der glomerulären Filtrationsrate, den dann einige andere wie Leonetti aus der Zanchetti-Gruppe in Mailand, Yokoyama in Japan, Luft in den USA u.a. in den ersten Tagen der Nifedipin-Behandlung beobachteten, erklärte man sich durch eine initiale Erhöhung der Nierendurchblutung. Daß es sich aber um einen Dauereffekt der Substanz handelt, der zu der antihypertensiven Wirkung beiträgt, hielt man generell für unwahrscheinlich. Er läßt sich auch nicht leicht beweisen; selbst nach den klassischen Diuretika wird die Natriumbilanz auf die Dauer nicht beeinflußt.

Mit MacGregor und seinen Kollegen sprachen wir dann eine andere Untersuchung ab. Bei Patienten, die schon über längere Zeit mit Nifedipin behandelt worden waren, sollte die Natriumbilanz gemessen und dann die Nifedipin-Gabe für einige Zeit unterbrochen werden. Und tatsächlich, in der Nifedipin-freien Woche retinierten die Patienten im Schnitt 146 mmol Na, ungefähr so viel, wie sie zu Beginn der Therapie verloren hatten. Auch das Urinvolumen war vermindert, und die Patienten ohne Nifedipin nahmen sogar an Körpergewicht zu. Später hat MacGregor unsere Hypothese übernommen, und 1991 schrieb er: „It is likely that the reduction of sodium balance that occurs with longterm(!) nifedipine contributes along with the arteriolar vasodilation to the mechanism whereby nifedipine lowers blood pressure" [Abb. 18].

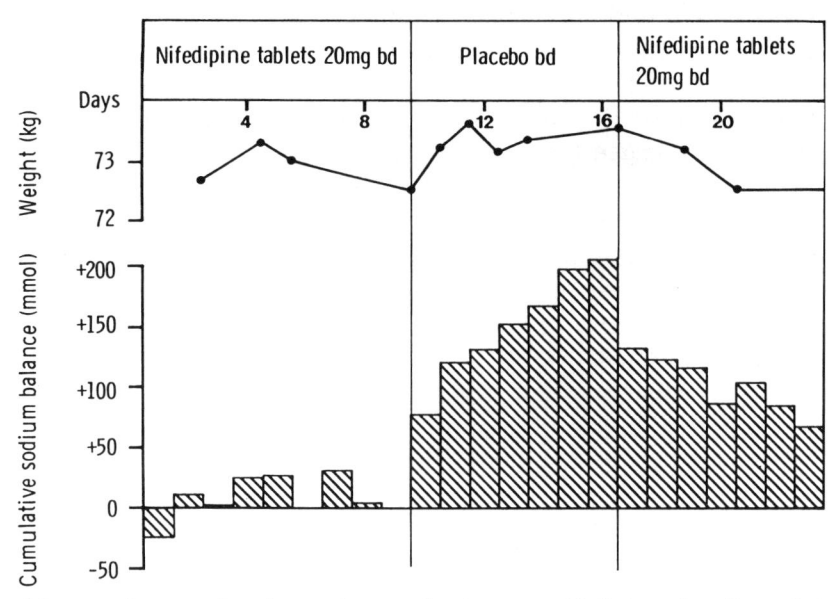

Abb. 18. Die Unterbrechung der wochenlangen Nifedipin-Behandlung bei Hochdruckkranken führt zu einer Natriumretention und Gewichtszunahme. Nach erneuter Nifedipingabe wird die Natriumausscheidung erhöht (nach Mac Gregor, 1987) Mit freundlicher Genehmigung Current Science Ltd., London

Gegen Ende der siebziger Jahre erschienen mehrere Einzelberichte aus der Klinik, die auf die eindeutig blutdrucksenkende Wirkung von Nifedipin bei Hypertonikern hinwiesen. Als Vorkämpfer für die neue Indikation traten vor allem auf: der Nestor der Hochdruckforschung Cesare Bartorelli und seine Gruppe in Mailand, Murakami und Neda in Tokyo, Aoki in Nagoya, Lederballe-Pedersen in Århus und einige andere.

Franz Ebner formulierte die Ansicht der Klinischen Forschung bei Bayer 1980 und die bis dahin publizierten Ergebnisse mit äußerster Vorsicht. „How far this effect will be confirmed by long-term clinical use and whether the duration of the effect of a single dose is long enough, remains to be seen." Die kurze Wirkungsdauer des Nifedipin störte die Anwendung bei Angina pectoris anfangs nicht. Hauptsächlich sollte der Wirkungseintritt schnell sein, denn ursprünglich wollte man ja das Nitroglycerin ersetzen. Anders hingegen war die Anforderung bei einer Langzeitanwendung.

Da konnte die Notwendigkeit der drei- bis viermal täglich wiederholten Einnahme schon ein Hindernis sein.

Neue Verbindungen gefragt

Die Bemühungen um ein länger wirksames Präparat liefen in der Bayer-Forschung Mitte der siebziger Jahre in zwei Richtungen. Die Galeniker, die Forscher in der pharmazeutischen Technologie, strebten eine langsamer freisetzende Zubereitung des Adalat in verschiedenen Variationen an. Die Einführung der Adalat-Tablette in Ergänzung zu der schnell wirkenden Kapsel, später die „Retard-Tablette" waren ein Teilerfolg. Die physikalisch-chemischen Eigenschaften der Substanz boten für eine starke Retardierung keine guten Voraussetzungen. Erst in den neunziger Jahren kam der tatsächliche Durchbruch in der Galenik des Nifedipins mit der GITS-Formulierung (=Gastrointestinal Therapeutic System). Eine 30 mg-Tablette garantiert wirksame Plasmaspiegel und entsprechend eine kontinuierliche Blutdrucksenkung über mehr als 24 Stunden. Das konnten wir damals nicht ahnen.

Daher liefen in der Pharmakologie intensive Arbeiten auf der Suche nach einer anderen Substanz mit primär protrahierter Eigenwirkung. Der Vorrat an Dihydropyridin-Molekülen war schon damals recht umfangreich. Die Struktur-Wirkungs-Untersuchungen der von Horst Meyer und seiner Gruppe synthetisierten Dihydropyridine mit nicht-identischen Estergruppen lieferten uns wichtige Anhaltspunkte. Kurt Stoepel, der Systematiker in unserer Gruppe, brachte mehrere Verbindungen ans Tageslicht, die nicht nur eine längere Wirkungsdauer versprachen, sondern auch stärker wirksam waren und noch andere Vorteile boten.

Wie empfindlich das Dihydropyridin-Molekül kleinsten Strukturvariationen gegenüber ist, zeigte sich am deutlichsten am BAY K 5552, dem späteren Nisoldipin, das von dem Chemiker Egbert Wehinger synthetisiert worden war. [Abb. 19]. Ein Ersatz der Methylgruppe im Phenylring des Nifedipin-Moleküls durch eine Isobutylkette führte an depolarisierten Aortenstreifen in vitro zu einer Verlängerung der Hemmwirkung um ein Vielfaches, wie Dr. Robert Towart, unser Experte für isolierte Organe, herausfand [Abb. 20]. Daß dies durch eine längere Haftung des Moleküls im

Abb. 19. Strukturformel von Nisoldipin und Nifedipin

Rabbit aortic strip

•—• = treated with nifedipine 2.9×10^{-7} mol/l n = 4
△—△ = treated with Bay k 5552 2.6×10^{-8} mol/l n = 5
▲—▲ = treated with Bay k 5552 2.6×10^{-7} mol/l n = 5
I = SEM

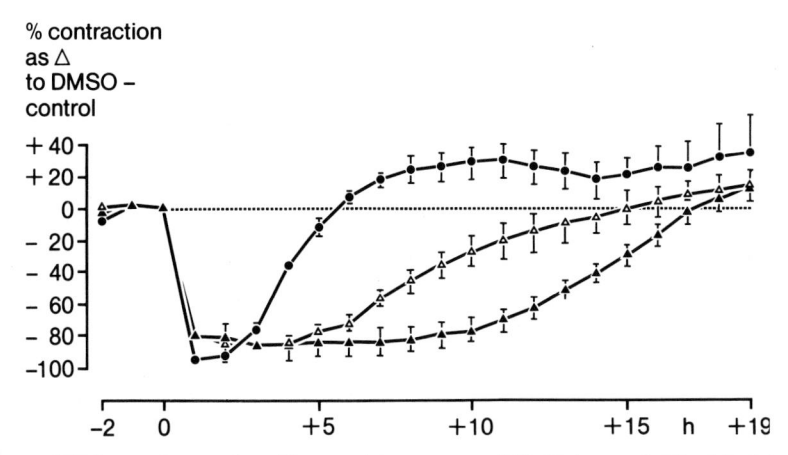

Abb. 20. Wirkungsdauer der Hemmwirkung von Nifedipin und Nisoldipin (BAY k 5552) auf die Depolarisation-induzierte Gefäßkontraktion in vitro (nach Kazda, Knorr, Towart, 1983) Mit freundlicher Genehmigung Gustav Fischer Verlag, Stuttgart New York

Gewebe verursacht wurde, lag auf der Hand. Bewiesen wurde es erst später bei der Rezeptorforschung von Ronald Janis in dem von Alexander Scriabine geleiteten *Institute of Preclinical Pharmacology* der Firma Miles in New Haven, damals Tochtergesellschaft von Bayer in den USA.

Jedenfalls wirkte Nisoldipin viel länger, und zwar nicht nur in vitro. Stoepel konnte den lang anhaltenden Effekt auch an wachen, chronisch instrumentierten Hochdruckhunden eindeutig nachweisen. Da Nisoldipin aber auch die Herzkranzgefäße stärker dilatierte als Nifedipin und dabei eine viel schwächere negativ-inotrope Wirkung aufwies, haben wir Nisoldipin als Ergänzung für die Therapie der ischämischen koronaren Herzkrankheit empfohlen. Die Erwartung hat sich in der klinischen Forschung bestätigt. Nicht so sehr unsere andere Voraussage, daß Nisoldipin auch in der Therapie der Herzinsuffizienz ein Durchbruch sein würde; aber vielleicht kommt es noch.

Für die Hochdrucktherapie haben wir eine andere Verbindung mit längerer Wirkungsdauer ausgesucht: das von Horst Meyer 1970 synthetisierte BAY e 5009, später Nitrendipin genannt. Das von Stoepel identifizierte, stark blutdrucksenkende Dihydropyridin-Derivat ist zur Legende geworden, nicht nur bei Bayer, sondern vielmehr in der kalziumantagonistischen Forschung weltweit.

Der DHP-Rezeptor wurde gefunden

Mit Hilfe von radioaktiv markiertem Nitrendipin konnte Dr. Peter Bellemann aus unserem Institut für Pharmakologie in Wuppertal gemeinsam mit Prof. H. Glossmann, einem anerkannten Molekularpharmakologen, der damals an der Universität Gießen tätig war, stereospezifische Bindungsstellen an Zellmembranen identifizieren. Bellemann schrieb in seiner ersten Veröffentlichung prophetisch, daß „this site may represent the structure of a supposed calcium channel where the potent 1,4 dihydropyridine calcium antagonists are proposed to act".

Eine andere fundamentale Entdeckung aus der Bayer-Forschung hat diese Wahrsagung bestätigt und die Fleckensteinsche Lehre erheblich bereichert. Dr. Matthias Schramm, der 1980 die Leitung des Herz-Kreislauflabors von A. Heise in unserer Abteilung übernommen hatte, fand 1983, daß eine kleine Modifikation des Nifedipin-Moleküls zu gegenteilig wirksamen Dihydropyridin-Derivaten führt. Das von ihm entdeckte, von Dr. Gerhard Franckowiak synthetisierte BAY K 8644 [Abb. 21] ist ein direkter Gegenspieler der kalziumantagonistischen Dihydropyridine. Es verstärkt die Herzkontraktionskraft und führt zur Gefäßkonstriktion. Beide Effekte werden auf kompetitive Weise antagonisiert durch Nifedipin, nicht aber durch Verapamil oder Diltiazem. In seiner ersten Publikation in der namhaften Zeitschrift *Nature* interpretierte Schramm seine Befunde als „the first evidence that there exist some sites in or near the calcium channel which bind DHP derivatives, and that occupation of these sites may either increase („calcium agonists", for example BAY K 8644) or decrease („calcium antagonists", for example nifedipine) the transmembrane calcium influx into the cell".

Beide Entdeckungen in der Bayer-Forschung, sowohl die der stereospezifischen Dihydropyridin-Bindungsstellen von Bellemann als auch die der spezifischen Liganden als kompetitive Agonisten von Schramm initiierten eine Explosion in der biochemischen, molekularbiologischen, elektrophysiologischen und pharmakologischen Forschung mit Tausenden von wissenschaftlichen Publikationen weltweit.

Amerika wiederentdeckt

Noch ein weiterer Umstand hat der enormen Publizität von Nitrendipin geholfen. Seit Ende des ersten Weltkriegs durfte Bayer

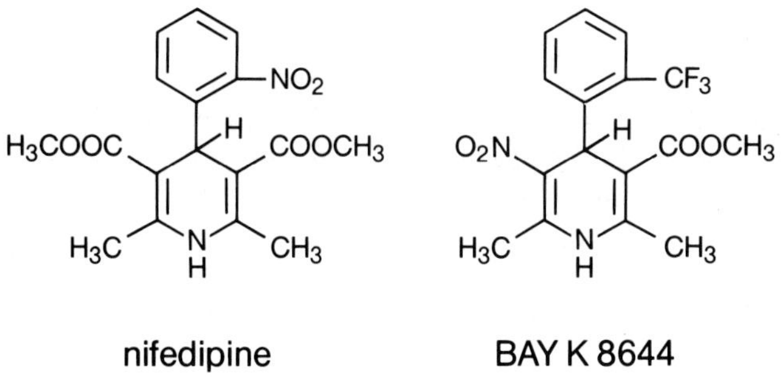

Abb. 21. Strukturformel von Nifedipin und BAY k 8644

auf dem Markt in den Vereinigten Staaten von Amerika mit seinen Produkten nicht präsent sein und auch nicht als Quelle wissenschaftlicher Ergebnisse genannt werden. Die Konsequenzen des verlorenen ersten Weltkriegs haben sich nicht nur in der Politik sondern auch in der Wissenschaft viele Jahrzehnte lang durchgesetzt. Zum beiderseitigen Nachteil. Auch nach dem Aufstieg von Nifedipin in Europa und Japan wurde dies spürbar. Der Firma blieben die US-Märkte fern, und die US-Medizin hat über den Kalziumantagonismus nur durch „second hand" erfahren. Bayer fand zwei Auswege. Nifedipin wurde als Lizenzpräparat an die US-Firma Pfizer abgegeben, wobei der Riesenerfolg nicht lange auf sich warten ließ. Gleichzeitig haben sich die oberen Bayer-Manager in den USA nach einer Firma umgesehen. 1979 konnten sie dann das Familienunternehmen Miles in West Haven als hundertprozentige Bayer-Tochter erwerben.

Die Firma Miles, relativ klein, aber über den ganzen US-Kontinent verbreitet, besaß eine kleine Pharmakologie-Forschung in Mexico City, die abgesehen von Prof. Hong wenig mit Herz-Kreislaufforschung zu tun hatte. Bedingt durch einige glückliche Umstände, konnte Bayer einen namhaften Kreislaufpharmakologen, Professor Alexander Scriabine, für die Gründung des *Institute of Preclinical Pharmacology* in New Haven begeistern. Scriabine, der nach dem Zweiten Weltkrieg in Deutschland Medizin studiert und seine Ausbildung zum Pharmakologen bei Kuschinsky in Mainz absolviert hatte, wanderte dann in die USA aus und machte eine wissenschaftliche Karriere bei Pfizer und später bei Merck Sharp & Dohme. In Philadelphia wurde er *Associate Professor* für Pharmakologie. Kroneberg kannte ihn noch aus seinen Methyldopa-Zeiten.

Scriabine richtete 1979 an der erstklassigen Yale Universität das Miles Institut ein, anfangs für die Fortsetzung und Umsetzung unserer Forschung in den USA. Mit großem Geschick und durch zahlreiche Kontakte zur amerikanischen Universitätsforschung hat er unsere Substanzen – vor allem Nitrendipin – in den USA berühmt gemacht. Auch in seinem Institut wurde intensiv über einige Aspekte der Kalziumkanäle geforscht. Dr. Ronald Janis, ein bei Professor David Triggle in Buffalo ausgebildeter Molekularpharmakologe, hat mit Scriabine und auch mit Triggle die Rezeptorpharmakologie von Kalziumantagonisten perfektioniert. Nitrendipin blieb nach wie vor der Auslöser. Charles Cohen und Richard McCarthy errichteten in New Haven ein elektrophysiologisches Laboratorium und demonstrierten die Wirkung der Dihydropyridine an den Kalziumkanälen einer isolierten Zelle (vor allem Nimodipin an Neuronen).

Das größte persönliche Verdienst von Scriabine lag darin, zahlreiche extramurale Universitätsforscher auf dem amerikanischen Kontinent für die Erforschung des für die US-Amerikaner ganz neuen Prinzips des Kalziumantagonismus zu begeistern. Die neuen Substanzen, die Fleckenstein in den sechziger Jahren zur Identifizierung der Rolle von extrazellulären Kalziumionen in vielen physiologischen und pathophysiologischen Vorgängen führten, haben auch noch 10–15 Jahre später die Entdeckung und Beschreibung subtiler zellulärer Funktionen ermöglicht. Mit Hilfe der Phenylalkylamine wie Verapamil, des Benzodiazepins Diltiazem und vor allem der Dihydropyridine konnte festgestellt werden, daß der transmembranäre Einstrom der Kalziumionen durch die Potentialsensitiven Kalziumkanäle ein vitales Bindeglied zwischen Membrandepolarisation und Funktion mehrerer erregbarer Zellen ist [Abb. 22]. Die Existenz von Agonisten und Antagonisten in der Dihydropyridin-Gruppe öffnete neue Wege zur Klärung der fundamentalen Eigenschaften des Kalziumkanals.

Abb. 22. Strukturmodell des Kalziumkanals. *P*: Stellen der cAMP-abhängigen Phosphorylierung *SS*: zeigt die Disulfidbrücke an (nach Seagar, 1988) Mit freundlicher Genehmigung Springer Verlag, Berlin Heidelberg

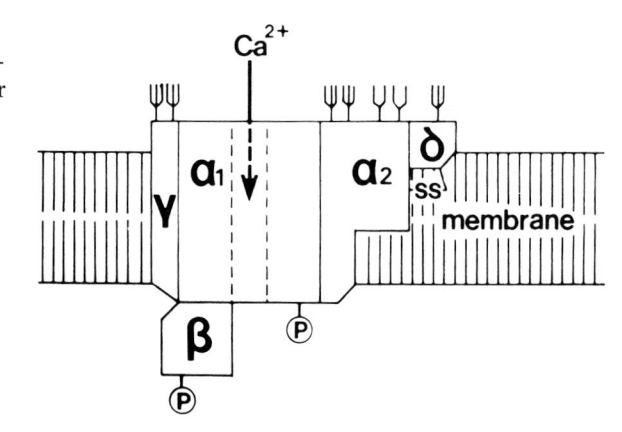

Der wissenschaftliche Triumph

Bereits ein bis zwei Jahre nach Identifizierung der Nitrendipin-Bindungsstelle und nach Entdeckung des BAY K 8644 als Gegenspieler der kalziumantagonistischen Dihydropyridine wurden weltweit so viele faszinierende Ergebnisse erhoben, daß wir uns verpflichtet fühlten, sie in Form eines internationalen Symposiums diskutieren zu lassen. Im Oktober 1984 trafen sich unter dem Vorsitz von Albrecht Fleckenstein, Cornelius van Breemen (damals Miami), Rainer Groß und Friedrich Hoffmeister (beide aus Wuppertal) in Boppard dreißig Wissenschaftler aus Europa, Japan und den Vereinigten Staaten zum Meinungsaustausch über „Cardiovascular Effects of Dihydropyridine-Type Calcium Antagonists and Agonists". Unter anderem stellten die Bayer- und Miles-Forscher ihre Ergebnisse und Ideen einem hochkarätigen Gremium zur offenen Diskussion vor.

Neben grundlegenden Befunden über den Kalziumkanal und über molekulare Interaktionen wurden myokardiale Effekte, Wirkungen auf den glatten Muskel und den Kreislauf, Effekte bei koronaren Herzerkrankungen und Hypertonie sowie die gewebsprotektive Wirkung sehr lebhaft diskutiert. Das kleine Symposium, 1985 im Springer-Verlag publiziert, erfüllte seinen Zweck in mehrerer Hinsicht. Neben dem Daten- und Erfahrungsaustausch induzierte es ein noch intensiveres Interesse an der Grundlagenforschung über den Kalziumkanal.

Ein paar Jahre später regten einige Wissenschaftler an, ein größeres Symposium zur Erfassung und Diskussion der brandneuen Erkenntnisse über den Kalziumkanal einzuberufen. Vor allem Winifred Nayler, damals noch in Melbourne, die große Dame des Kalziumantagonismus der ersten Stunde, hat uns zu einer derartigen Veranstaltung stimuliert.

Ein guter Anlaß dazu ergab sich 1988, als Bayer das hundertjährige Bestehen seiner Pharma-Branche feiern wollte. Der Physiologie-Professor Martin Morad aus Philadelphia hat dann mit Nayler, Schramm und mir das Bayer Centenary Symposium „The Calcium Channel: Structure, Function and Implications" organisiert.

Mit weit über hundert Teilnehmern aus aller Welt und mit über 40 Vorträgen ist das Symposium zu einem Meilenstein der Grundlagenforschung geworden. Erstrangige Forscher berichteten drei

Tage lang über neue Erkenntnisse. Mit Hilfe von perfekten elektrophysiologischen Techniken konnte die Funktion des Kanals sehr detailliert beschrieben werden. Durch Anwendung exzellenter biochemischer und molekularbiologischer Methoden wurde die Struktur des Kanals aufgeklärt, seine peptidischen Untereinheiten sowie die Dihydropyridin-Bindungsstellen identifiziert und rekonstituiert.

Zukunftsvision über den Kalziumkanal

Die Verhandlungen (Proceedings), ein über 600 Seiten dickes Buch, erschien noch 1988 beim Springer-Verlag. Es enthält eine umfangreiche Dokumentation erstklassiger Forschungsergebnisse sowohl im Gundlagenbereich als auch in der pathophysiologischen Anwendung der neuen Kenntnisse über die Regulation der zellulären Kalziumbewegung. Außerdem leisteten wir auf diesem Symposium einen recht visionären Beitrag: weniger mit konkreten Ergebnissen, jedoch mit viel Phantasie und mit einigen Hinweisen. „Dihydropyridine als vermutlich *endogene Liganden* für den Kalziumkanal". Eine teleologische Denkweise, die in der biologischen Forschung oft mit der Frage „wofür" verbunden ist. Wofür hat sich der Schöpfer so viel Mühe gegeben, eine spezifische Bindungsstelle mit klar definierter Struktur und Funktion in die Zellmembran einzubauen? Der Dihydropyridin-Rezeptor wie auch seine Rolle in der Regulation vieler Zellfunktionen sind unbestritten, aber wozu denn wohl? Bestimmt nicht, um im 20. Jahrhundert der Arzneimittelfirma mit ihren Verbindungen Freude zu machen. Man muß auch ohne Glauben an die göttliche Vernunft wohl annehmen, daß die Ontogenese zielgerichtet ist. Die Existenz einer für die Dihydropyridine präformierten Struktur in den Zellmembranen vieler Gewebe ließ die Vermutung zu, daß es auch im Körper ähnlich strukturierte Verbindungen geben müsse, für die – ähnlich wie die Rezeptoren für Hormone und Transmitter – diese Dihydropyridin-Rezeptoren die erste Anlaufstelle sind. Eine derartige Überlegung war nicht neu. Über mehrere Jahre hinweg waren Forscher auf anderen Gebieten mit einer ähnlichen Frage beschäftigt. Die Identifizierung der Rezeptoren für Opiate führte mit diesem Konzept zur Entdeckung der körpereigenen Endorphine und des endogenen antinoziceptiven Systems (körpereigenes schmerzlinderndes System).

Die ganze Dihydropyridin Story schien nun damals der Geschichte des „Von Morphin zu Endorphin" sehr zu gleichen. Die Dihydropyridine als eine synthetische Imitation körpereigener Regulatoren: das ist kein abwegiger Gedanke. Sie haben eine spezifisch präformierte Bindungsstelle in der Zellmembran, die sie sowohl aktivieren als auch inaktivieren können. Sie werden vom Körper außerordentlich gut vertragen und besitzen praktisch keine „eigene" Toxizität. Die toxikologischen Befunde nach massiver Überdosierung werden fast ausnahmslos durch die überschießende Herz-Kreislaufwirkung verursacht.

Ronald Janis aus Scriabines Gruppe ist diesem Gedanken experimentell nachgegangen, und nach Untersuchungen mehrerer Gewebsextrakte konnte er auf unserem Symposium Extrakte aus Rinderhirn und dem Magen vom Schaf als potentielle Kandidaten vorstellen. Auch andere Wissenschaftler konnten ähnliche Hinweise präsentieren.

Endothelin

Das wissenschaftliche Programm des Symposiums stand bereits fest, als wir im Märzheft 1988 der Zeitschrift *Nature* einen aufregenden Bericht von Yanagisawa und Kollegen aus der namhaften Gruppe von Prof. Masaki von der Universität Tsukuba, Japan, lasen: „A novel potent vasoconstrictor peptide produced by vascular endothelial cells."

In diesem fünfseitigen Artikel wurden Isolierung und Strukturaufklärung des „Endothelins" erläutert sowie die Klärung der Biosynthese durch Klonierung der cDNA seines Precursors und die Expression der Präproendothelin-mRNA präzise beschrieben [Abb. 23]. Die vasokonstriktorische Wirkung des Endothelin schien vom extrazellulären Kalzium abhängig zu sein. Sie wurde, wie Yanagisawa behauptete, durch den DHP-Kalziumantagonisten Nicardipin auf kompetitive Weise antagonisiert.

Dies führte die Autoren zu der Hypothese, daß *Endothelin ein endogener Agonist des Kalziumkanals sein kann.*

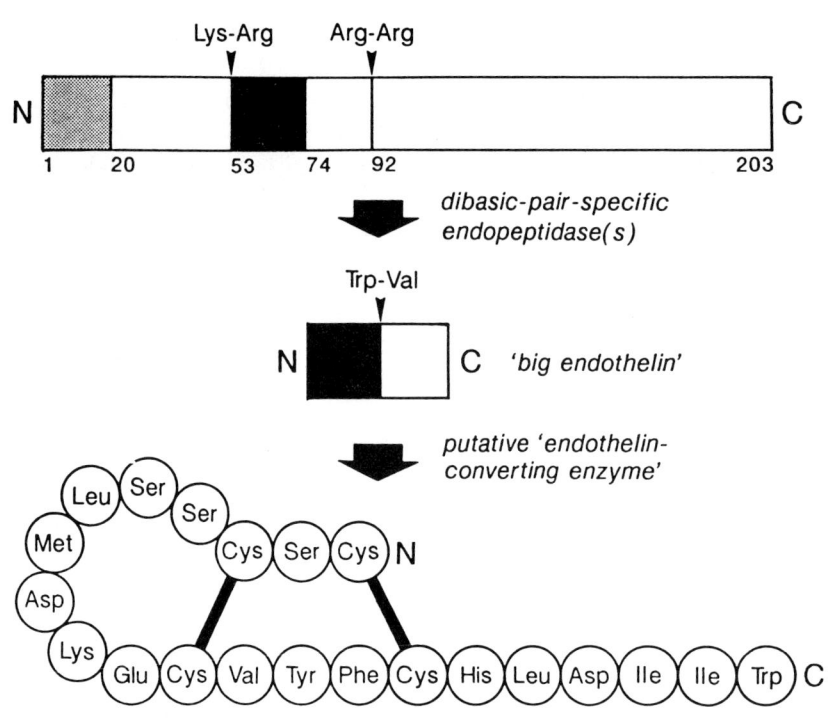

Abb. 23. Vermutliche Wege der Biosynthese von Endothelin. *Grau:* vermutliches sekretorisches Signal *Schwarz:* die endgültige Endothelin-Sequenz (nach Yanagisawa, 1988) Mit freundlicher Genehmigung Springer Verlag, Berlin Heidelberg

Die Sache schien außerordentlich heiß zu sein. In einem eiligen Telefonat nach Tsukuba versuchten wir, den Chef der Gruppe, den bekannten Tom Masaki für unser Symposium zu gewinnen. Masaki war mit unserem Vorschlag einverstanden, bestand allerdings darauf, daß nicht er, sondern der junge Yanagisawa den Vortrag auf unserem Symposium halten sollte, denn er hatte den Großteil der faszinierenden Arbeiten im Rahmen seiner Doktorarbeit durchgeführt. Yanagisawa selbst konnten wir nicht ansprechen, weil er gerade seinen ersten Auslandsvortrag vor der *National Academy of Sciences* in den USA hielt. Sein Boss höchstpersönlich leitete die Einladung weiter, und Yanagisawa ist zu unserem Symposium nach Stresa gekommen. Sein bescheidener und doch selbstbewußter Vortrag und seine fundierte Beantwortung zahlreicher Fragen in der Diskussion gehörte zu den Höhepunkten unserer Tagung. So hat der mit Abstand jüngste Redner selbst die anwesenden Koryphäen mit seinem Wissen und seinem gut dokumentierten Können tief beeindruckt.

Die ungewöhnliche Bedeutung seiner Entdeckung des Endothelins als einem lokal produzierenden Regulator der Gefäßkontraktion wird selbst dadurch nicht geschmälert, daß nicht alle seine Befunde und Hypothesen bestätigt werden konnten. Insbesondere nicht die Vermutung, daß Endothelin ein endogener Aktivator des Kalziumkanals ist.

Yanagisawa hat uns und allen, die interessiert daran waren, sein Endothelin als Substanz zur Verfügung gestellt. Es folgte eine Fülle von Arbeiten, Publikationen, und selbstverständlich gab es auch neue Hypothesen. Wir mußten selbst zu unserer Enttäuschung feststellen, daß Endothelin von DHP-Kalziumkanalblockern auf eine nicht-kompetitive Art antagonisiert wird, ähnlich wie von einigen Vasodilatatoren, so daß seine Rolle als endogener Ligand der DHP-Rezeptoren im Kalziumkanal unwahrscheinlich erschien.

Dennoch ist Endothelin zu einer Säule der Gefäßforschung geworden. Inzwischen sind spezifische Endothelin-Rezeptoren in den Zellmembranen gefunden worden, die zwar sehr heterogen sind, aber keine von ihnen hängt mit dem Kalziumkanal zusammen. Obwohl die eigentliche Teilnahme des Endothelin an der Gefäßpathologie noch nicht geklärt ist, werden seine Antagonisten von Pharmakologen weltweit gesucht.

„Endogenous Ligands for Calcium Channel: Mythos and Realities"

Unter diesem Titel schloß David Triggle aus Buffalo diesen Symposiums-Abschnitt mit seinem halb-philosophischen Vortrag sehr nüchtern ab: „The search for endogenous ligands for the Ca-channel is in its infancy... However, few would wish to deny the possibility of the existence of such factors". Wie so oft in der Forschung, muß man viel Geduld haben und auch auf etwas Glück hoffen. Vielleicht kommt noch die Zeit, wo man Dihydropyridin-ähnliche Verbindungen als körpereigene Regulationsstoffe für bestimmte Funktionen erkennt. Vielleicht findet man sie gerade im Zusammenhang mit der Hypertonie und vielleicht doch im Zusammenhang mit dem

Kochsalzhaushalt. Denn vergessen wir nicht, daß Garthoff durch die Gabe von Kochsalzlösung die diuretische Wirkung der Dihydropyridine demaskierte. Die genetisch salzsensitiven Ratten reagieren auf die DHP's besonders empfindlich. Mittlerweile wissen auch die Kliniker, daß die antihypertensive Wirkung bei Patienten mit höherer Kochsalzaufnahme verstärkt ist.

Da sind wir wieder auf dem Boden der Realien und ihrer historischen Entwicklung.

Nitrendipin speziell für die Hochdrucktherapie

In der zweiten Hälfte der siebziger Jahre haben wir die große Chance mit den Dihydropyridinen in der Hochdrucktherapie realisiert. Nifedipin, das bereits erfolgreiche Koronartherapeutikum, schien für diese Indikation aus verschiedenen Gründen nicht der beste Kandidat zu sein. Die kurze Wirkungsdauer haben wir bereits erwähnt. Der Vertrieb war aus anderen Gründen dagegen: es gebe für ein Arzneimittel nichts Schlimmeres als die Indikationen zu zersplittern. Ein „Mehrzweckarzneimittel" verliere an Glaubwürdigkeit. Und das Management, das durch den Erwerb von Miles in den USA Fuß fassen wollte, brauchte eine andere Substanz für die Tochtergesellschaft. Adalat durfte in den USA nicht unter dem Namen Bayer propagiert werden. Also brauchten wir dringend eine neue Substanz. BAY e 5009, später Nitrendipin genannt, bot sich anhand unserer Recherche älterer Daten und auch anhand neuerer Ergebnisse an.

Es handelte sich um eine neue Verbindung, die in den USA problemlos erforscht und eventuell eingeführt werden könnte. Im Unterschied zu Nifedipin ist es ein asymmetrischer Dihydropyridinester mit einem chiralen Zentrum [Abb. 24]. Die Synthese von Stereoisomeren erlaubte auch die bereits erwähnte ^{3}H-Markierung und somit die Untersuchung der stereospezifischen Bindung, die zur Entdeckung der Dihydropyridinrezeptoren führte. Sowohl an isolierten Gefäßstreifen als auch im Ganztierversuch war sie länger wirksam als Nifedipin mit einer klaren Gefäßselektivität. Und uns Pharmakologen imponierte die Substanz auch deswegen, weil ihre natriuretische und diuretische Wirkung viel stärker ausgeprägt ist als die von Nifedipin.

Beispielhafte Entwicklungsarbeiten

Abb. 24. Strukturformel von Nitrendipin

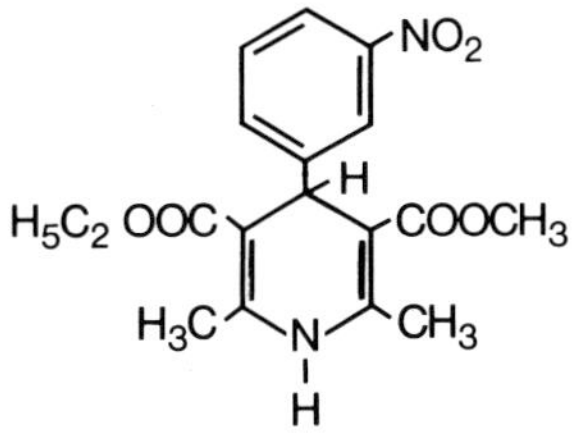

nitrendipine = BAY e 5009

In breit angelegten, allgemein pharmakologischen Untersuchungen haben wir keine anderen Effekte gefunden, die für die Einführung der Substanz in die Hochdrucktherapie hätten hinderlich sein können. Es blieb nur noch, das Management zu überzeugen, daß BAY e 5009 gute Chancen habe, als Arzneimittel entwickelt zu werden. Denn alles, was in den Entwicklungsphasen mit einem Arzneimittelkandidaten geschieht, verlangt enorme Kapazitäten der nachgeschalteten Institutionen und fordert sehr hohe finanzielle Aufwendungen. Die „erfinderischen" Arbeiten in der Primärforschung, d.h. in der synthetischen Chemie und in der Pharmakologie, machen nur einen Bruchteil der gesamten Entwicklungskosten eines Pharmakons bis zu seiner Marktreife aus. Noch bevor eine neue Verbindung am Menschen geprüft werden kann, muß eine Menge kostspieliger Arbeiten durchgeführt werden. Zur Klärung der Sicherheit und Unbedenklichkeit sind in der Toxikologie umfangreiche und zum Teil langdauernde Untersuchungen an mindestens zwei Tierspezies mit mehreren, auch über den therapeutischen Bereich hinausgehenden Dosen durchzuführen. Das Schicksal der Substanz im Körper muß durch die pharmakokinetischen Untersuchungen geklärt werden, die Galeniker müssen eine passende Darreichungsform erarbeiten.

Beispielhafte Entwicklungsarbeiten

Um diese aufwendige Maschinerie der präklinischen Entwicklungsarbeiten in Gang zu setzen, bedarf es der Zustimmung des zuständigen Managements. Die erste Stufe in diesem verantwortungsvollen Entscheidungsprozeß bestand damals in einer „Vorstellung" der pharmakologischen Daten vor der FOKO, der Forschungs- und Entwicklungskonferenz. Das war immer die härteste Probe für die Forscher. Wir haben sie für Nitrendipin 1976 mit Erfolg durchgestanden, und kurz danach kam der Entwicklungsbeschluß von höchster Stelle.

Dank des sehr großen Engagements der Kolleginnen und Kollegen an den involvierten Stellen gingen die Entwicklungsarbeiten zügig voran. Besonders erfreulich waren die Ergebnisse der toxikologischen Untersuchungen, die unter den Cheftoxikologen Prof. Dietrich Lorke und Prof. Gerhard Schlüter mit der ihnen eigenen Sorgfalt durchgeführt wurden. Dr. Klaus Hoffmann, der mit den Versuchen beauftragt war, faßte die Ergebnisse wie folgt zusammen: „Außer den erwarteten Herzkreislaufeffekten, die besonders an Hunden evident waren, zeigten die toxikologischen Studien keine Zeichen für eine allgemeine oder spezifische Toxizität". Damit war die Tür für die Erprobung an Probanden und Patienten geöffnet.

Die klinische Prüfung ging außerordentlich gut und schnell voran. Innerhalb von knapp fünf (!) Jahren (1985) konnte dem Bundesgesundheitsamt der Antrag auf Zulassung eingereicht werden. Eine ungewöhnlich kurze Zeit für die Erprobung eines Kreislaufmittels. An dem Erfolg waren viele Faktoren beteiligt. Vor allem ist es aber ein großes Verdienst des für die klinische Prüfung zuständigen Monitors. Dr. Kurt Stoepel, ein alter, erfahrener Hochdruckforscher unseres Instituts, wechselte mit Nitrendipin in den Bereich Medizin und führte die mühsamen klinischen Prüfungen mit voller Begeisterung durch. In den USA hatte er bei Miles einen ausgezeichneten Partner, den erfahrenen klinischen Monitor Dr. Svetislav Vanov, der mit ihm und Scriabine zusammen auch Zugang zu den kompetentesten amerikanischen Prüfern fand. Stoepel war eine Säule in unserer Forschung, auch als Kollege und Freund und als Laborleiter von seinen Mitarbeitern hoch geschätzt, aber er blieb uns auch nach seinem Wechsel in die Medizin bis zu seinem Tod 1985 treu, und mit seinen Ratschlägen hat er uns den Übergang erleichtert.

Der Wechsel brachte unserer Forschung eine bedeutende Bereicherung. Dr. Andreas Knorr, ein bei Prof. Schümann in Essen gut ausgebildeter Pharmakologe, übernahm 1980 die Leitung des Labors mit außerordentlicher fachlicher Kompetenz. Sein Enthusiasmus und sein taktvoller und charmanter Umgang mit Kollegen und Mitarbeitern ermöglichten seine volle Eingliederung in unser Team und eine nahtlose Fortsetzung der Arbeit. Durch seine Kreativität und Begabung war er bald imstande, auch neue Themen aufzugreifen und mit Erfolg zu realisieren. Aber dazu mehr in den nächsten Kapiteln.

Die Übergabe einer Substanz in die Entwicklung und auch das Fortschreiten der klinischen Prüfung bedeutet längst noch kein Ende der pharmakologischen Forschung. Ganz im Gegenteil, die oft verpönte „produktbegleitende Primärforschung" hat häufig noch sehr wichtige Aspekte zu klären. So war es auch bei Nitrendipin. Für uns war vor allem wichtig, die Mechanismen der natriuretischen Wirkung und deren Relevanz, insbesondere in der Langzeitanwendung, zu klären.

Die einzigartige Nierenwirkung

Hierfür mußten einige hochspezialisierte Untersuchungen durchgeführt werden, für die wir allein technisch und methodisch nicht ausgerüstet waren. Da brauchten wir, wie es meistens in solchem Stadium der Fall ist, Hilfe von außen. Wir wandten uns an führende experimentell und klinisch tätige Nephrologen, die tatkräftig halfen, die offenen Fragen zu klären. Dabei wurden mehrere neue Befunde erhoben, die auch das allgemeine Wissen in erheblichem Maße bereicherten. Steinhausen in Heidelberg, Lederballe-Pedersen in Aarhus, Johns in Birmingham, Ruilope in Madrid, Di Bona, Giebisch, Puschett, Sterzel, Epstein und Loutzenhizer in den USA, Gloria Valdés in Chile, Jirí Heller in Prag, Ben-Ishay mit seiner Gruppe in Jerusalem und einige andere haben dazu beigetragen, daß wir den Mechanismus der einzigartigen Nierenwirkung eines vasodilatierenden Antihypertensivums in einer umfassenden Erklärung mosaikartig zusammenstellen konnten.

Durch ihre prädilektive Wirkung an den afferenten Arteriolen bewirken die Dihydropyridine und insbesondere Nitrendipin eine initiale Steigerung der eingeschränkten glomerulären Filtration mit darauffolgender Mehrausscheidung von Natrium. Im weiteren Verlauf, nach der Erschlaffung der insbesondere in der Hypertonie eingeengten präglomerulären Arteriolen ist die glomeruläre Filtration wieder normal. Die fortdauernde natriuretische Wirkung der Substanz beruht auf ihrer Hemmung der tubulären Reabsorption von Natrium – wie es von den Diuretika bekannt ist. Die Hemmung der tubulären Natriumresorption ist offensichtlich auch durch die kalziumantagonistischen Eigenschaften der Dihydropyridine bedingt [Abb. 25].

Wirkungsort ist die Wand des proximalen und distalen Tubulus, wo der Na-Ca Austauschmechanismus normalerweise wirksam ist. Durch die Hemmung des Ca-Einwärtsstromes von der interstitiellen Seite stehen der Zelle weniger Ca-Ionen zum Austausch zur Verfügung, und daher kann auch weniger Natrium aus der luminalen Seite reabsorbiert werden. Die orthodoxen Nephrologen wa-

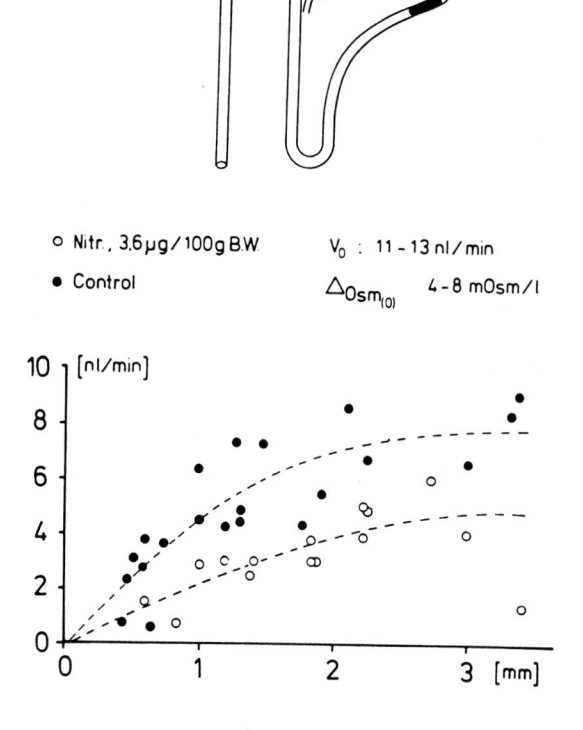

Abb. 25. Mikropunktion des proximalen Nierentubulus. Reabsorptionsrate vor (gefüllte Kreise) und nach (offene Kreise) der Gabe von 3,6 µg/100 g Nitrendipin als Ergebnis der perfundierten Tubuluslänge. Die gestrichelte Linie zeigt das ungefähre Verhältnis zwischen Länge und Reabsorption bei den Kontrollen (obere Kurve) und nach Nitrendipin (untere Kurve) (nach Häberle et al., 1987) Mit freundlicher Genehmigung Raven Press, New York

ren skeptisch: nach der gegenwärtigen Lehre haben diese Abschnitte der Nierentubuli nur einen geringen Anteil an der endgültigen Natriumausscheidung, und ihre Hemmung läßt kaum eine brauchbare natriuretische Wirkung erwarten. Nitrendipin hat sie aber doch. Da muß offensichtlich die physiologische Lehrmeinung versuchen, sich den pharmakologischen Erkenntnissen anzupassen. Wie schon so oft in der modernen Medizin-Geschichte und wie es die Physiologen oft gar nicht gerne hören.

Auch Administration kann die Forschung fördern

Große Unterstützung für unser Konzept der Nierenwirkung der Dihydropyridine bekamen wir indirekt von Ronald Reagan, dem damaligen Präsidenten der Vereinigten Staaten. Es mag wie eine Anekdote klingen, aber die Geschichte ist wahr. Dank seiner drastischen Kürzungen im Staatsbudget, die Reagan 1981 in den ersten hundert Tagen seiner Präsidentschaft durchführte, konnten wir von den Brookhaven National Laboratories eine hochinteressante Züchtung von Hochdruckratten, die sogenannten Dahl-Ratten, kaufen, die bis dahin für fremde Forscher unzugänglich waren. Das Budget der National Laboratories war radikal gekürzt worden, und die Staatsforscher mußten selber sehen, wie sie an Geld kamen. Als eine Lösung boten sie die Dahl-Ratten zum Verkauf an.

Lewis K. Dahl ist es Anfang der sechziger Jahre gelungen, aus den gewöhnlichen Sprague-Dawley-Laborratten zwei Unterstämme zu züchten, die sich in ihrer Empfindlichkeit gegenüber diätetischer Kochsalzbelastung grundsätzlich unterscheiden. Bei Normaldiät bleiben beide Stämme normoton. Unter kochsalzreicher Diät jedoch entwickeln die „S" die Salz-sensitiven, binnen weniger Wochen eine fulminante Hypertonie, während die „R" die resistenten, auch beim Verzehr großer Kochsalzmengen normoton bleiben. Bei den S-Ratten führt die Hypertonie bald zu schweren Gefäßschäden (Arteriosklerose und Nekrose), lokalisiert hauptsächlich in der Niere und im Mesenterium [Abb. 26, 27], die sie nicht lange überleben. Die R-Tiere bleiben trotz gleich hoher Kochsalzzufuhr auch morphologisch intakt mit einer für Ratten normalen Lebenserwartung.

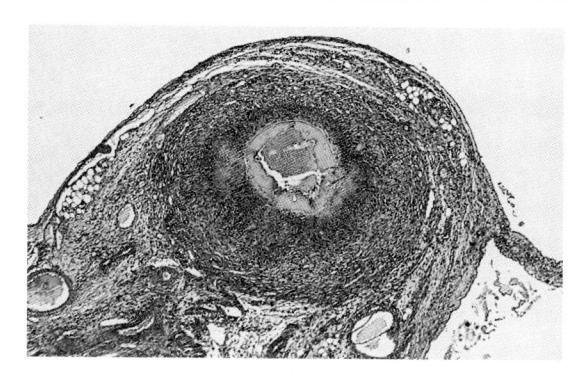

Abb. 26. Mesenterialarterie einer hypertensiven S-Dahl Ratte mit Nekrosen, Hyperplasie und Periarteriitis (nach Kazda et al., 1983)

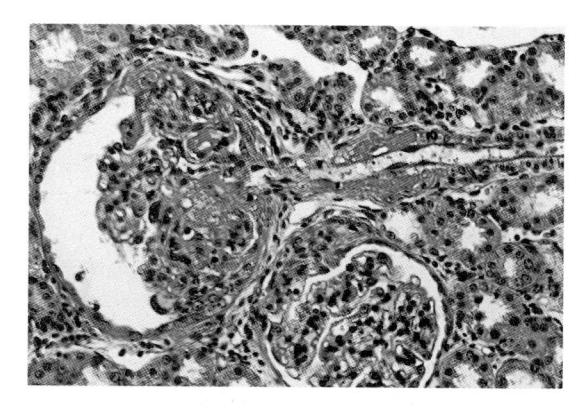

Abb. 27. Nekrotische Gefäßschäden in der Niere einer hypertensiven S-Dahl Ratte. Fibrinoide Einlagerungen in der afferenten Arteriole und Kollaps des Glomerulums (nach Luckhaus et al., 1982) Mit freundlicher Genehmigung Editio Cantor, Aulendorf

Die Etablierung der Dahl-Ratten war die Krönung langjähriger intensiver Foschung von Lewis K. Dahl und seiner Gruppe in Brookhaven. Sie stellt zweifelsohne einen der bedeutendsten Höhepunkte der experimentellen Hochdruckforschung dar mit großen theoretischen und praktischen Konsequenzen im Verständnis der Hochdruckkrankheit. Die wichtigste Erkenntnis war der Nachweis einer Interaktion zwischen genetischen Faktoren und Umwelteinflüssen in der Pathogenese der Hypertonie. Die Faszination der wissenschaftlichen Welt war riesig. Nach einigen Jahren gerieten die Dahl-Ratten jedoch fast in Vergessenheit. Die Aufmerksamkeit der Forscher konzentrierte sich auf eine andere Züchtung genetischer Hochdruckratten, die spontan hypertonen Ratten (SHR) von Aoki und Okamoto. Die Ursache des Popularitätswechsels war einfach. So revolutionär die neuen Befunde auch waren, die Dahl mit seinen Kollegen in zahlreichen Publikationen dargelegt hatte: keiner außerhalb Brookhaven hatte Gelegenheit, sie zu reproduzieren. Dahl (oder die Manager von National Laboratories) bauten eine „chinesische Mauer" um Brookhaven und stellten die Tiere keinem Außenstehenden – von ganz kleinen Ausnahmen abgesehen – zur Verfügung. Die japanischen SHR hingegen wurden hemmungslos in aller Welt verteilt. Bis heute werden praktisch in jedem Hochdrucklabor auf der Welt die SHR als „Standardmodell" benutzt, obwohl, nüchtern gesagt, ihr Beitrag zur Erforschung der Hypertonie ziemlich bescheiden geblieben ist. Erst die Sparmaßnahmen Reagans haben den Nachfolger des inzwischen verstorbenen Lewis Dahl, Dr. Junichi Iwai auf der Suche nach anderen Geldquellen gezwungen, die Ratten stückweise zu verkaufen. Bayer war der erste Kunde. Einige Jahre lang haben wir jeden Monat eine Lieferung von männlichen Dahl-Ratten per Flugzeug aus New York bekommen. Wir waren so die ersten, die die Wirkung von Pharmaka untersuchen konnten. Dahl und Iwai hatten bis dahin lediglich ein Thiaziddiuretikum untersucht.

Die gewebsprotektive Wirkung

Nifedipin, das wir als erste Substanz auswerteten, zeigte eine dramatische Wirkung bei den S-Ratten [Abb. 28]. Die Hochdruckentwicklung und die Gefäßläsionen unter kochsalzreicher Diät wurden vollständig verhindert. Letzteres dürfte keine Überraschung sein, geht man davon aus, daß es sich bei den Gefäßschäden um eine Folge des hohen Blutdrucks handelt und nicht um einen toxischen Effekt des Natriumchlorids. Eine Überraschung erlebte jedoch unser Pathologe Dr. Georg Luckhaus, als wir ihm Ratten zur Untersuchung schickten, die Nifedipin erst in der Kulminationsphase der Hypertonie bekommen hatten, in der einige bereits in

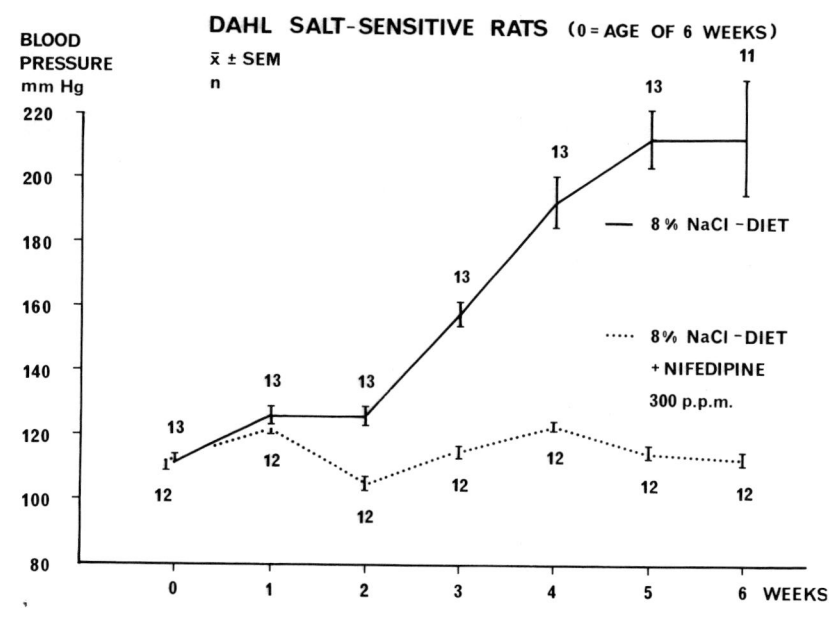

Abb. 28. Nifedipin-Behandlung verhindert Hochdruck und Mortalität bei hypertensiven S-Dahl Ratten (nach Kazda et al., 1982)

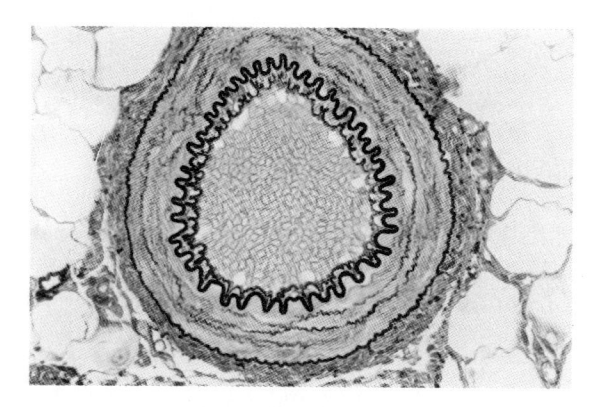

Abb. 29. Histologisches Bild der Heilung hypertensiver Gefäßschäden der Mesenterialgefäße einer Dahl-S Ratte mit maligner Hypertonie nach 6-wöchiger Nifedipin-Behandlung. Intimale Fibrineinlagerungen sind resorbiert. Bildung einer zusätzlichen Lamina elastica, Reendothelisierung (nach Luckhaus et al., 1985) Mit freundlicher Genehmigung Editio Cantor, Aulendorf

moribundem Zustand waren. Während der Nifedipinbehandlung erholten sich alle Ratten, während die unbehandelten Kontrollen sukzessive starben; der Blutdruck war leicht gesenkt, blieb aber im hypertensiven Bereich. Luckhaus fand bei den behandelten, vorher schwer kranken Tieren nur wenige Gefäßschäden in den Nieren, meistens als Residua präexistente Läsionen. Gleichzeitig stellte er eindeutige Zeichen der Heilung fest wie Regeneration der Lamina elastica interna, deren Reduplikation, Reendothelisierung und anderes [Abb. 29].

Skeptisch wie Pathologen nun einmal sind, vermutete Dr. Luckhaus, daß Garthoff und ich ihm falsche Organproben geliefert hatten. Wir wiederholen diesen „therapeutischen" Versuch mehrere Male, diesmal auch mit Nitrendipin [Abb. 30], und Luckhaus kam

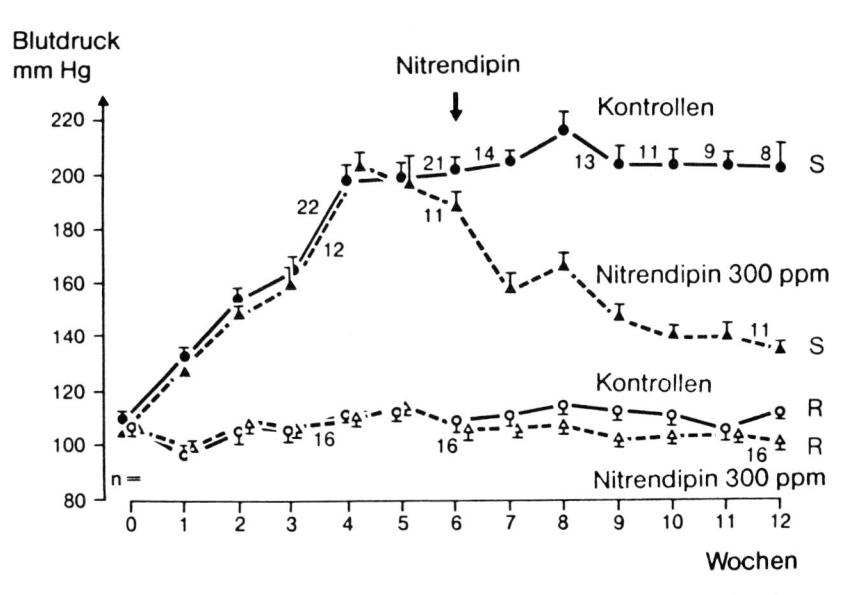

Abb. 30. Therapie einer malignen Hypertonie bei S-Dahl- Ratten mit Nitrendipin. Zahlen über den Kurven zeigen Zahl der noch überlebenden Tiere (nach Garthoff et al., 1984) Mit freundlicher Genehmigung Urban & Schwarzenberg Inc., Baltimore

in langen Wochenendarbeiten am Mikroskop immer zu den gleichen Ergebnissen.

Die Behandlung mit Minoxidil, einem starken vasodilatierenden Antihypertensivum, blieb ohne Erfolg. Die Gefäßschäden entwikkelten sich wie auch bei den unbehandelten Kontrolltieren, und von einer Heilung gab es keine Spur.

Wir verstanden und interpretierten die Ergebnisse so, daß die Dihydropyridin-Kalziumantagonisten die Gewebsschäden verhindern und ihre Heilung nicht – oder nicht nur – durch eine Senkung des hohen Blutdruckes induzieren, sondern durch ihre direkte gewebsprotektive Wirkung. Zusätzlich zu dem hohen intravasalen Druck sind offensichtlich andere Faktoren für die Gewebsschäden in der Hochdruckkrankheit verantwortlich, die durch die Dihydropyridine unterdrückt werden können. „Calcium overload"

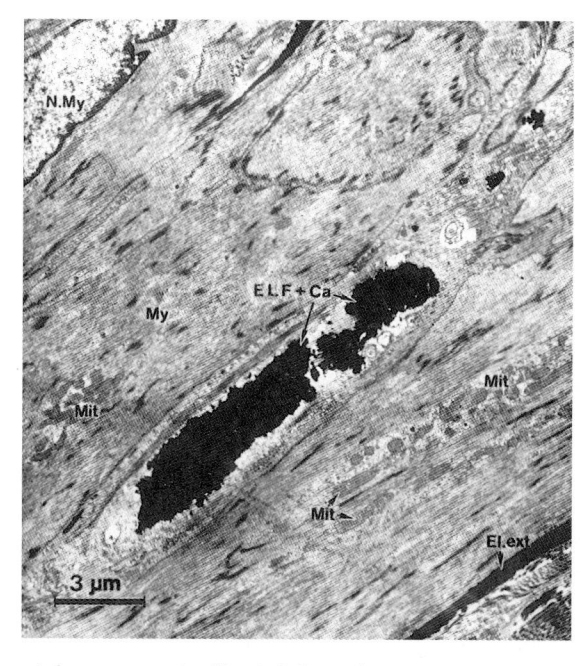

Abb. 31. Massive Kalziumeinlagerungen in die Gefäßwand einer Nierenarterie von einer hypertensiven S-Dahl Ratte. Elektronenmikroskopische Untersuchung nach der Pyroantimonattechnik von Prof. Staubesand (nach Kazda, 1988) Mit freundlicher Genehmigung Springer Verlag, Berlin Heidelberg

von Fleckenstein mehrere Jahre zuvor als Ursache von Herznekrosen postuliert, schien nun eine plausible Erklärung auch für die Gefäß- und Nierenschäden bei maligner Hypertonie zu sein. In Zusammenarbeit mit Prof. Staubesand, einem namhaften Anatomen aus Freiburg, konnten wir dann in elektronenmikroskopischen Untersuchungen massive Kalziumeinlagerungen in der Wand der Nierenarterien kranker Dahl-Ratten nachweisen, die unter Nifedipinbehandlung nicht vorhanden waren [Abb. 31].

Fleckenstein, der später unsere Versuche an Dahl-Ratten auch unter Verwendung anderer Antihypertensiva einschließlich Konversionsenzymhemmern reproduziert hat, bestätigte ebenfalls die Einmaligkeit der gewebsprotektiven Wirkung der Dihydropyridine.

Später konnten wir unsere Hypothese einer druckunabhängigen gefäßprotektiven Wirkung auch an einem anderen Rattenstamm und mit einer anderen Substanz verifizieren. An „stroke-prone" SHR, die bei extrem hohem Blutdruck an Hirnschlägen sterben, ließen sich mit Nimodipin, einem anderen Dihydropyridinderivat mit schwacher blutdrucksenkender Wirkung, die Hirnschläge bei unverändertem Hochdruck weitgehend verhindern und die Lebensdauer der Ratten um ein Vielfaches verlängern.

Unsere Befunde über die gewebsprotektive Wirkung der Dihydropyridin-Kalziumantagonisten wurden in der experimentellen Medizin breit akzeptiert. Der klinische Nachweis der therapeutischen Relevanz am kranken Menschen steht noch aus. Es wird bestimmt nicht leicht sein, diesen Beweis zu führen. Denn heutzutage ist die Hochdruckbehandlung auch gerade dank der Kalziumantagonisten so erfolgreich, daß die meisten Patienten derartige Stadien der Organschädigung gar nicht erreichen.

Das Renin-Angiotensin System

Pharmaka, die ihre therapeutische Wirkung über den Eingriff in das Renin-Angiotensin-System (RAS) entfalten, sind die ersten Antihypertensiva, die zu diesem Zweck gezielt in breit angelegter Forschung gesucht wurden. Alle anderen, die wir bis jetzt erwähnten, wurden für andere Indikationen gefunden und entwickelt, und ihre Brauchbarkeit für die Hochdruckbehandlung wurde mehr oder weniger zufällig – meistens in der Klinik – entdeckt. Die über das Renin-Angiotensin-System wirkenden Antihypertensiva sind ein klarer wissenschaftlicher Erfolg, das Ergebnis jahrzehntelanger intensiver, zielgerichteter Arbeiten vieler Hochdruckforscher an Universitäten und in Industrie. Der heutige Erfolg ist riesig und bestimmt noch nicht der letzte auf diesem Gebiet. Arzneimittel, die die Bildung des vasopressorischen Angiotensin II hemmen, die Converting-Enzym-Inhibitoren, gehören mit den Kalziumantagonisten zu den erfolgreichsten Antihypertensiva der 80er und 90er Jahre. Substanzen, die über einen anderen Mechanismus das pressorische RAS beeinflussen, die Angiotensin-Rezeptor-Antagonisten, befinden sich bereits in der klinischen Prüfung [Abb. 32].

In der Geschichte der Arzneimittelforschung ist es nicht oft vorgekommen, daß eine Idee so konsequent verfolgt wurde, bis gegen alle Skepsis ein herausragender Erfolg die ursprünglichen Hypothesen voll bestätigt hat. In der Geschichte der Pharmakologie ein einmaliger Sieg der ideell strukturierten, geplanten Forschung gegen den oft noch herrschenden Empirismus. Zweifelsohne ist damit auch ein Wegweiser für die Zukunft gesetzt worden.

Die hundertjährige Geschichte der Renin-Angiotensin-Forschung ist sehr umfangreich. Die oft überraschenden Entdeckungen wie auch die Ergebnisse der zielgerichteten Forschung sind

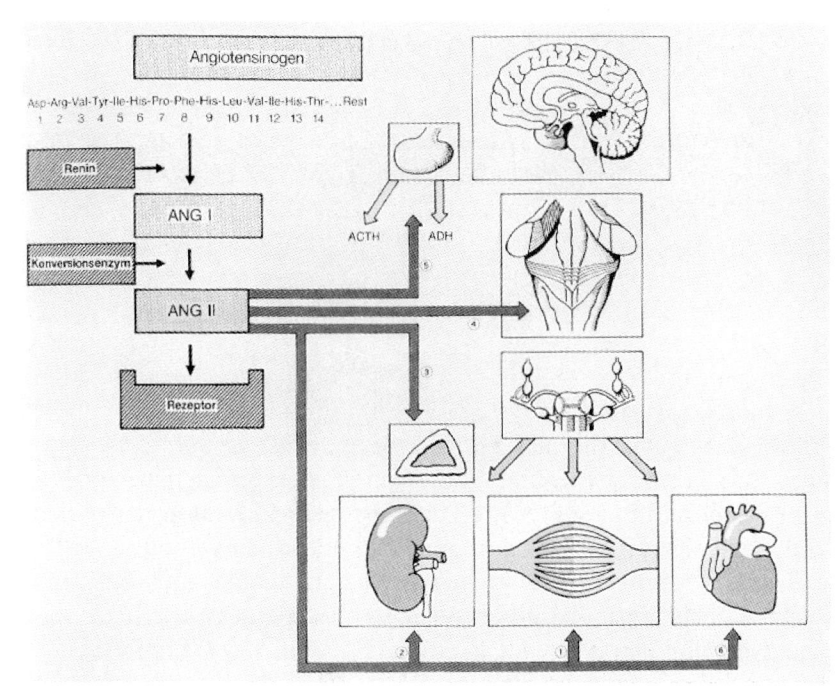

Abb. 32. Das Renin-Angiotensin-System (nach Corvol et al., 1985) Mit freundlicher Genehmigung FK Schattauer Verlagsgesellschaft, Stuttgart

mit vielen großen Namen aus der Physiologie, der inneren Medizin und später auch der Pharmakologie verbunden. Sie ausführlich zu schildern, ginge weit über den Rahmen dieser Publikation hinaus. Sie sind übrigens auch von sehr kompetenten Autoren umfassend in mehreren Monographien behandelt worden. Ich verweise vor allem auf die exakte wissenschaftliche Dokumentation von Irvin H. Page, die mehr als tausend Seiten umfassende Monographie „Hypertension Mechanisms" (1987) und nicht zuletzt seine Memoiren 1920–1960: „Hypertension Research". Daher hier nur die wichtigsten Meilensteine.

Blutdrucksteigernde Nierenextrakte

1890 stellte der finnische Physiologe Tigerstedt, Autor damals weltweit berühmter Lehrbücher der Physiologie, mit einem schwedischen Arzt Bergmann einen wäßrigen Extrakt aus der Niere her und injizierte ihn anästhesierten Tieren. Unmittelbar nach der Injektion sank der Blutdruck kurzzeitig leicht ab, danach folgte jedoch eine starke und langanhaltende Blutdruckerhöhung. Die aktive Substanz ließ sich nicht in Alkohol lösen, war wärmeempfindlich und nicht dialysierbar. Der pressorische Effekt war weder mit einer ino- oder chronotropen Wirkung auf das Herz (über die „Herznerven") verbunden noch wirkte er auf die medullären vasomotorischen Zentren. Durch Entfernung der Nieren konnte der Effekt verlängert werden. Entdeckungen, die erst viel später bestätigt wurden.

Über mehr als dreißig Jahre erregte diese Arbeit keine Aufmerksamkeit. Erst als der große Barde der inneren Medizin Franz Volhard den „roten Hochdruck", die maligne Hypertonie, als eine Nierenerkrankung definierte – im Unterschied zum „weißen Hochdruck", der essentiellen Hypertonie – widmete sich die Forschung der Niere als einer vermutlichen Quelle einer pressorischen Substanz. Ein Schüler Volhards, G. Hessel, beschrieb 1934 einen *alkoholischen* Extrakt aus dem Blut und der Niere maligner Hypertoniker, der das körpereigene pressorische Prinzip darstellen sollte. Hessel gab der vermuteten Substanz den Namen Renin. Seine Ergebnisse mit Azeton- und alkoholischen Extrakten konnten nicht bestätigt werden, geblieben ist jedoch der Name des vermutlich „körpereigenen kreislaufwirksamen Stoffs", und der machte Geschichte.

Vom Renin zum Angiotensin

Die Zeit war dazu reif geworden. Harry Goldblatt beschrieb 1934 eine „Production of persistent elevation of systolic blood pressure by means of renal ischemia" durch Drosselung einer Nierenarterie mit dem berühmt gewordenen „silver clip" am Hund. In Buenos Aires fanden Houssay und Taquini im venösen Blut ischämischer Nieren eine pressorische Substanz, die im Blut normaler Nieren nicht vorhanden war. Der Argentinier Eduardo Braun-Menendez und sein tüchtiges Team beschrieben 1939 „La substancia hipertensora de la sangre del riñón isquemiado" so, daß durch Interaktion des Renins aus der Niere mit dem Bluteiweiß erst die tatsächlich pressorische Substanz entsteht, die sie dann als „Hypertensin" bezeichneten.

Zur gleichen Zeit und unabhängig davon kam auch Page („On the nature of the pressor action of renin") 1939 zu dem Schluß, Renin sei ein Enzym, das erst im Kontakt mit dem peptidischen Plasma-Substrat die Entstehung der pressorischen Substanz, wie er schrieb, „aktiviert". Page gab der so entstandenen Substanz den Namen „Angiotonin". Zu einem Prioritätsstreit zwischen den beiden großen Männern kam es nicht. Page beschrieb später die Annäherung sehr lakonisch: „Angiotonin and hypertensin became angiotensin as a result of a meeting between Eduardo Braun-Menendez and myself over two martini coctails. The proceedings of this delightful meeting became a joint note in Science 1958".

Auf den nächsten Stufen der planmäßigen Forschung tauchten auch wenigstens zwei Paten neuer Entdeckungen auf. Die Identifizierung des Angiotensin als Oktapeptid und die Klärung der Sequenz der Aminosäuren erfolgte gleichzeitig durch Elliott und Peart in London und Skeggs in Cleveland. Merlin Bumpus und Kollegen in Cleveland und Robert Schwyzer und sein Team bei Ciba in Basel führten 1957 parallel die volle Synthese durch. Peart isolierte ein pressorisches Peptid von 10 Aminosäuren. Skeggs erkannte, daß sein *Hypertensin I* zum vasoaktiven *Hypertensin II* „konvertiert" werden mußte und fand dadurch das „chloride-activated converting enzyme". Es dauerte noch 20 Jahre, bis diese bahnbrechenden Ergebnisse der Grundlagenforschung in der angewandten industriell-pharmakologischen Forschung umgesetzt werden konnten. 1977 gelang es Ondetti und Cushman bei der amerikanischen Firma Squibb, das Converting-Enzym zu hemmen und dadurch die Generierung des pressorischen Oktapeptids Angiotensin II zu blockieren. Zunächst mit einem Schlangengift, kurz danach mit der synthetischen Substanz SQ 14225, dem späteren schlagzeilenmachenden Captopril.

Diese Verzögerung in der Forschung hatte wiederum mehrere Ursachen. Trotz der eindeutigen Befunde der experimentellen Grundlagenforschung blieben die meisten Kliniker, aber auch einige Physiologen, in ihrer Skepsis über die kreislaufregulatorische Rolle der neuen Peptide ziemlich unbeeindruckt. Ein namhafter Nierenphysiologe formulierte Anfang der 70er Jahre auf einem Symposium in Heidelberg etwa so: Was soll Euer Renin in der Hypertonie? Wenn ein Arzt einem Hypertoniker kochsalzarme Diät oder ein Diuretikum verordnet, geht der Blutdruck runter, aber euer Renin im Plasma hoch! So dilettantisch dieser Einwand heute auch klingen mag, die Zweifel an der Teilnahme des Renin-Angiotensin an der Blutdruckregulation waren nicht wegzudiskutieren.

Pharmakologie greift ein

Eine Glaubenswende kam seitens der Pharmakologie mit der Entdeckung des ersten kompetitiven Angiotensinantagonisten Saralasin [Abb. 33]. Allein appliziert, beeinflußte die Substanz den Blutdruck wenig. Wenn die Probanden jedoch unter einem Diuretikum standen, bewirkte Saralasin einen sehr starken, kollapsähnlichen Blutdruckabfall. Also ist die Aktivierung des RAS durch Diuretika eine kompensatorische Reaktion, die einer allzu starken Blutdrucksenkung entgegenwirkt.

Allerdings war Salarasin für die Hochdrucktherapie nicht geeignet. Erstens ist es ein Peptid, ein strukturelles Analogon von Angiotensin (*Sar*koyl-*ala*nin-angioten*sin*), und als Peptid wirkt es nur nach parenteraler Injektion, da es durch die proteolytischen Enzyme im Magen-Darm-Trakt schnell zu unwirksamen Bruchstücken zersetzt wird. Zweitens besitzt Saralasin eine merkwürdige „intrinsische agonistische" Eigenschaft, d.h., unter bestimmten Bedingungen kehrt seine antagonistische Wirkung gegenüber An-

1	2	3	4	5	6	7	8

Aminosäure-Position

Asp	Arg	Val	Tyr	Ile	His	Pro	Phe

Angiotensin II

Sar	Arg	Val	Tyr	Val	His	Pro	Ala

Saralasin

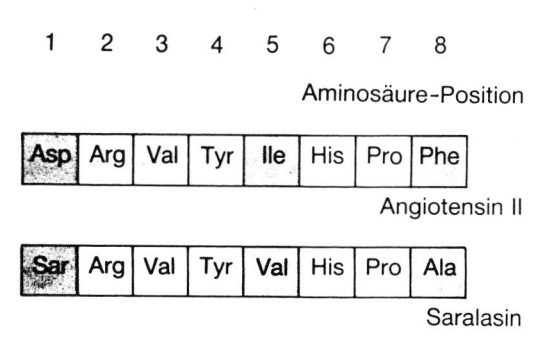

Abb. 33. Aminosäuresequenz des humanen Angiotensin II und dessen Antagonisten Saralasin (nach Hofbauer, 1985) Mit freundlicher Genehmigung FK Schattauer Verlagsgesellschaft, Stuttgart

giotensin in eine Angiotensin-ähnliche blutdrucksteigernde Eigenwirkung um.

Der Weg zu nicht-peptidischen kompetitiven Angiotensinantagonisten war noch lang. Nach der damaligen „Schlüssel – Schlüsselloch"-Vorstellung der Rezeptortherorie dachte man, daß Antagonisten eine ähnliche chemische Struktur haben müßten wie die entsprechenden Agonisten, denn beide müßten in das gleiche „Schlüsselloch" des gemeinsamen Rezeptors passen. Die von Paul Ehrlich formulierte Rezeptortheorie war unanwendbar auf eine chemisch unterschiedliche Gruppe von Substanzen, die man „strukturunspezifische Pharmaka" nannte. Erst später, auch durch die Entdeckung der aromatischen Angiotensinrezeptor-Antagonisten belehrt, realisierte man, daß für die „haptophoren" Eigenschaften, das heißt für die Affinität einer Substanz zum Rezeptor, auch nur kleine Teile sehr unterschiedlicher Arten von Makromolekülen verantwortlich sein können.

Saralasin blieb *das* wesentliche Mittel der Forschung über das RAS. Unter anderem brachte es neue Erkenntnisse über die Zusammenhänge der Angiotensinwirkung mit dem Natriumhaushalt und bereicherte das Verständnis der regulativen Rolle des Renin-Angiotensin-Systems in der Hypertonie in erheblichem Maße. Die industrielle Forschung stellte die Suche nach therapeutisch anwendbaren Angiotensinantagonisten jedoch weltweit ein.

Das Konversionsenzym

Die Gegner der Renintheorie des Hochdrucks einschließlich Franz Groß fühlten sich in ihrer ablehnenden Haltung bestärkt. Auch die andere Forschungsrichtung, die Suche nach der Inhibition des Angiotensin I–II-Konversionsenzyms wurde für die Hochdrucktherapie nicht sogleich als aussichtsreich wahrgenommen. Schließlich waren die ersten Hemmer nur Peptide. Und was für welche! Über Jahre kursierte in der Fachliteratur ein peptidisches Schlangengift von Bothrops jararace-Schlangen als Hemmer mit dualer Wirkung. Es hemmte die enzymatische Spaltung des Dekapeptids Angiotensin I zum aktiven Oktapeptid Angiotensin II, führte aber gleichzeitig zur Anhäufung von Bradykinin. Das AII-Konversionsenzym katalysiert auch als „Kininase II" den Abbau von Bradykinin. Es ist zwar gelungen, das wirksame Prinzip aus dem Schlangengift zu isolieren, aber das war ebenfalls ein Polypeptid, eine aus neun Aminosäuren bestehende Substanz, die dann 1971 bei Squibb als SQ 20881 synthetisiert wurde. Unter dem Namen „Teprotid" wurde es auch an Hochdruckpatienten geprüft, allerdings nur nach parenteraler Anwendung [Abb. 34].

So blieb die Bedeutung des Teprotid, wie auch schon früher die des Saralasin, für die Grundlagenforschung begrenzt. Unter Kollegen hatte sich damals herumgesprochen, daß das Management bei Squibb mit einem derartigen Programm nicht zufrieden war und die Firma sich nicht begeistert zeigte, eine rein theoretische Forschung zu unterstützen. Die enthusiastischen Squibb-Forscher mußten viel Ausdauer und Langatmigkeit an den Tag legen, bevor sie ans Ziel kommen konnten.

1977 war es soweit. Ondetti, Rubin und Cushman von Squibb veröffentlichten ihre Forschungsergebnisse in der Zeitschrift Science unter dem Titel: „Design of specific inhibition of angiotensin-converting enzyme: New class of orally active antihypertensive agents". Wie sie schrieben, benutzten sie zur Suche ein hypothetisches Modell der aktiven Stellen des Konversionsenzyms, das sie zu den Carboxyalkanoyl- und Merkaptoalkanoyl-Derivaten des

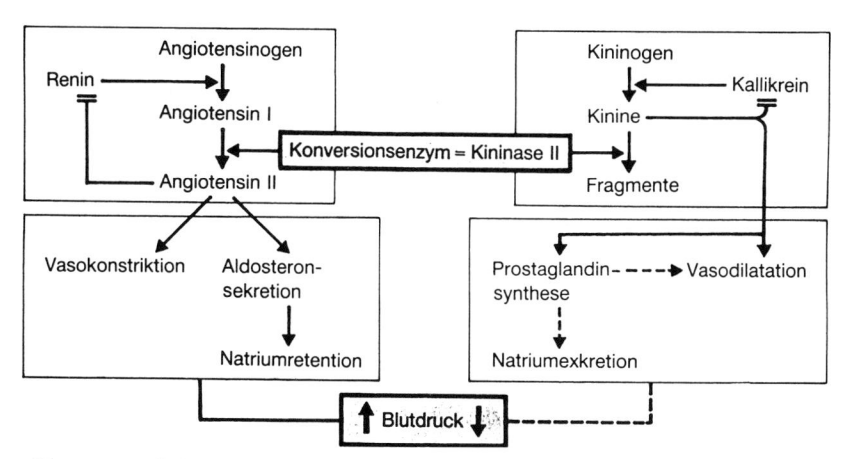

Abb. 34. Funktion von Angiotensin-I-Konversionsenzym oder Kininase II (nach Hofbauer, 1985) Mit freundlicher Genehmigung FK Schattauer Verlagsgesellschaft, Stuttgart

Prolins führte. Prolin-Derivate wurden deswegen ausgewählt, weil alle bis dahin bekannten natürlich vorkommenden peptidischen ACE-Hemmer diese Aminosäure im COOH-Terminus besitzen. Die Substitution der Karboxylgruppe durch eine Merkaptogruppe brachte eine dramatische Erhöhung der Wirkpotenz und führte schließlich zum Captopril. Dieser Erfolg wurde oft als Beweis dafür zitiert, daß sich die bei der Industrie oft unterschätzte Grundlagenforschung lohnt. „Had there not been a vast amount of basic research, largely unrecognized, there would be no captopril" (Page in seinen Memoiren).

Die Bayer-Forschung hatte gute Chancen

Kurz nachdem die Publikation der Squibb-Forscher bekannt geworden war, versuchten wir bei Bayer, diese faszinierenden Erkenntnisse in die angewandte Forschung, in die Suche nach neuen Substanzen umsetzen. Das Screening nach Konversionsenzymhemmern in der Pharmakologie war mit vorhandenen „Bordmitteln" leicht aufzubauen. Das Enzym befindet sich im Gewebe, z.B. auch in der glatten Muskulatur der Gefäße und des Dünndarms. Dr. Robertson Towart, der sich in unserer Gruppe am besten mit isolierten Organen auskannte, benutzte das Meerschweinchenileum. Die Gabe von Angiotensin I zum Bad verursachte eine ähnliche Kontraktion wie die Gabe von Angiotensin II. In Gegenwart von Captropril jedoch blieb A I wirkungslos, weil seine Umwandlung zum AII gehemmt wurde. Die Bradykinin-Kontraktion wurde unter Captopril verstärkt. Und in Ganztierversuchen, die Dr. Garthoff und ich durchführten, war es ähnlich: Angiotensin I erhöhte den Blutdruck (nach der Konversion) wie auch AII. Unter Captopril wirkte dann nur Angiotensin II. So einfach war es. Was wir brauchten, waren Substanzen. Zunächst das Captropil als sogenannte Referenzsubstanz. Die Firma Squibb steckte noch tief in der präklinischen Foschung, und verständlicherweise wollten die Kollegen uns für unsere Screeningversuche nicht mit der Substanz versorgen. Schon großzügig genug, daß sie uns auf unsere Nachfrage hin einige Milligramm ihrer Reinsubstanz zur Verfügung stellten.

Unsere Chemiker mußten sie selbst nachsynthetisieren. Und das allein war schon keine leichte Aufgabe. Obwohl die Struktur und die grundsätzlichen Wege der Synthese von neuen Verbindungen immer in den Publikationen beschrieben werden, bleiben dem Leser die Details – auch wenn er Fachmann ist – zunächst unbekannt, und viele Schritte muß er selbst aussuchen. Und das ausgerechnet auf dem Gebiet der Aminosäurensynthese, auf dem es bei den Bayer-Chemikern kein „know how" gab. Dr. Franckowiak, der ausgezeichnete Erfahrung mit Dihydropyridinen hatte, mußte sich auf diesem neuen Gebiet einarbeiten. Neben den anfänglichen theoretischen Schwierigkeiten klagte Franckowiak bei mir oft über erhebliche praktische Probleme, die er mit seinen Laboranten bei der Synthese von Captopril bewältigen mußte. Als ein Ausgangsprodukt für die Synthese des Methyl-mercapto-propionyl-L-proline mußte das Merkaptan benutzt werden, ein Thioalkohol mit einem penetranten Gestank wie der von menschlichen Exkrementen. Aber selbst das haben unsere Chemiker durchgestanden, und wir konnten mit dem Screening beginnen.

Die erste Stufe der Suche wurde in der damaligen Abteilung für Biochemie durchgeführt. Dr. Schnabel bot ausgezeichnete Voraussetzungen dafür. Er und seine Kollegen kannten sich sehr gut mit den Kininasen einschließlich des dualen Konversionshemmers durch ihre Kallikrein-Bradykinin-Forschung aus. Die in vitro-Hemmung des Enzyms war kein Problem für sie. Außerdem forschten sie schon damals aktiv auf dem Gebiet der Naturstoffe. So starteten die Biochemiker mit dem Screening von mikrobiellen Kulturfiltraten. Bald fanden sie einige Produkte des mikrobiellen Stoffwechsels als wirksam heraus. In gereinigter Form zeigten diese auch in unseren pharmakologischen Tests eine dem Captopril ähnliche Wirkung, wenn auch in höheren Konzentrationen. Die erfolgreiche Strukturaufklärung brachte eine Überraschung: der Träger der Wirkung war kein Prolin-Derivat wie das Captopril sondern sondern das Derivat einer anderen Aminosäure, des Histidins. Wir waren auf einer ganz neuen Spur. Jetzt hieß es *nur*, die gefundene Struktur zu synthetisieren und durch Synthese und Untersuchung von Derivaten die Wirkung zu optimieren, eigentlich ein Routineverfahren in der industriellen Pharmaforschung, wenn man es kann und will.

Zu dieser Zeit (1979) nahm ich an einer inoffiziellen Tagung der US-industriellen Herzkreislaufpharmakologen (*Cardiovascular Study Group* hießen sie) teil. Robin und Cushman von Squibb berichteten dort ausführlich über die Pharmakologie und auch über die abgeschlossenen toxikologischen und pharmakokinetischen Untersuchungen von SQ 14225 (später Captopril genannt). Es war eindeutig, daß die Substanz für die Einleitung der klinischen Prüfungen bestens vorbereitet war und daß sie nach allen Daten gute Voraussetzungen für die therapeutische Anwendung bot.

Ziemlich verzweifelt über die Chancen unseres neuen Forschungsprogramms kam ich nach Haus. Selbst wenn bei uns mit den Histidin-Derivaten alles gut liefe, hätte Squibb immer noch einen Vorsprung von mindestens zwei Jahren. Gab es unter diesen Umständen noch eine Chance für uns, auf diesem Gebiet Fuß zu fassen? Der damalige Forschungsleiter bei Bayer, Professor Siegismund Schütz, der viel mehr Erfahrung bei der Strategie der Forschungsplanung hatte, ermunterte mich. Ich habe mich – auch später – oft an seine Worte erinnert: „Die erste Substanz auf einem neuen Gebiet ist nie die beste. Machen Sie ruhig weiter. Sehen Sie nur, daß Sie besser sind." Wir wären auch besser gewesen. Nur nicht schnell genug. Die Kapazitäten der synthetischen Chemie waren durch andere Programme ausgelastet, und – im nachhinein offen gesagt – das „know how" der Aminosäuren-Chemie fehlte immer noch.

Was wäre, wenn...

Ein Jahr später kam der nächste Schlag. Die Forscher von Merck, Sharp & Dohme berichteten über „MK-421, the first non-sulfhydrilic converting enzyme inhibitor". Fast dreißig Chemiker und nur ein Pharmakologe waren an der Veröffentlichung beteiligt. Das alleine demonstrierte, mit welcher Kapazität MSD dieses Programm angegangen ist. Übrigens auch typisch für die größte Kreislauffirma der Welt. Sie scheute sich nie vor Nachahmungen. Es ist keine Schande, nicht der Erste zu sein. Nur soll man alle Kraft einsetzen, um der Bessere zu werden. So wahr diese Einstellung auch ist, bei Bayer hat man sie nicht immer geachtet.

Das Glück schien diesmal wieder MSD hold zu sein. Enalapril (MK-421) war in seiner blutdrucksenkenden Wirkung an Natriumdepletierten Ratten fast zehnmal so stark wie das Captopril von Squibb. Eine Natrium-Repletion schwächte die Wirkung nicht ab.

Das Fehlen der Sulfhydrylgruppe beim Enalapril versprach eine bessere Verträglichkeit im Unterschied zu Captopril. Dies erwies sich später allerdings als nicht stichhaltig. Die anfangs oft registrierten Nebenwirkungen des Captopril sind allein durch die überhöhte Dosierung verursacht worden.

Nur wissen wir dies alles erst heute. Damals, im Jahre 1980, fühlten wir uns, insbesondere unsere Chemiker, besiegt und haben die Suche nach ACE-Inhibitoren aufgegeben. Die spätere Entwicklung auf diesem Gebiet hat gezeigt, daß es zu früh war. Bis in die neunziger Jahre kamen immer neue ACE-Inhibitoren von vielen verschiedenen, auch namhaften Firmen wie z.B. Hoechst, die sich auch heute an dem therapeutischen und kommerziellen Erfolg beteiligen können. Wie oft und lange mußten wir uns als Pharmakologen den Vorwurf seitens unseres Marketings anhören: „Warum habt Ihr den Trend mit ACE-Inhibitoren verschlafen?" Unsere Chemie hatte ihre Gründe für zu wenig Selbstbewußtsein auf diesem Gebiet. Das ist jedoch keine Entschuldigung, höchstens eine Rechtfertigung im nachhinein. Wir hätten mehr Geduld und Ausdauer und selbstverständlich mehr Intensität gebraucht. So hätten wir dem Unternehmen auch die späteren langwierigen Lizenzverhandlungen, die sowieso zu keinem Erfolg führten, erspart. Erst 1995 hat Bayer in Deutschland das Captopress®, ein Captopril-Generikum zur Herz-Kreislauftherapie ausgeboten.

Nur ist es, wie in der Geschichte überhaupt, sehr problematisch, sich mit der Frage zu beschäftigen „was wäre, wenn...". Meistens bringt das nichts. Außer vielleicht die Erfahrung, daß man sich künftig anders entscheiden wird. Und das haben wir dem Management gegenüber im Programm der neuen Angiotensin-Antagonisten zum Ausdruck gebracht, aber darüber später.

Gründung der Peptidchemie

Die Resignation der Chemie auf dem Gebiet der Aminosäuren- und Peptidsynthesen diente als Stimulans zur Neuorientierung. Dr. Benz wurde mit der Gründung einer Gruppe beauftragt, die sich ausschließlich der Peptidchemie im Rahmen der Hochdruckforschung widmete. Zu dieser Zeit hatten Universitätsforscher gerade die Struktur und die Aminosäuresequenz des Renins geklärt, was einige Voraussetzungen für die Suche nach Hemmern der Reninaktivität brachte. Benz engagierte eine Gruppe junger talentierter Chemiker. Man führte eine moderne Technik Computer-gesteuerter Synthesen ein und baute Kontakte zu den führenden Renin-Chemikern auf. Die Befunde von Haber, einem Verfechter der Renin-Hemmung, Dzau, Szelke und anderen inspirierten uns dazu, die Suche nach neuartigen Reninhemmern aufzunehmen [Abb. 35].

Für die Bayer-Pharmakologen war es eigentlich bereits der zweite Anlauf. Über Jahre hinweg hat sich Dr. Günther Thomas aus unserer Gruppe bemüht, im Rahmen des breiten „blinden" Screenings Renininhibitoren zu finden. Als Referenz wurde das Pepstatin benutzt, ein Pentapeptid aus dem Kulturfiltrat der Actinomycetes mit proteasehemmender Aktivität (einschl. Renin). Tausende von nicht-peptidischen Screening-Substanzen und mikrobiellen Kulturfiltraten wurden ohne Erfolg untersucht, bis wir das Screening aufgaben.

Diesmal handelte es sich um etwas anderes. Statt blinder Untersuchungen von Screening-Substanzen wurden jetzt gezielt synthetisierte Verbindungen im „Programm-Screening" getestet. Dr. Johannes-Peter Stasch führte die biochemisch-pharmakologischen Untersuchungen neuer Peptide der Benz-Chemiegruppe durch. Stasch, Pharmazeut und Biochemiker, stieß im Jahre 1984 als vielseitig ausgebildeter Pharmakologe zu unserer Gruppe. Mit Hilfe

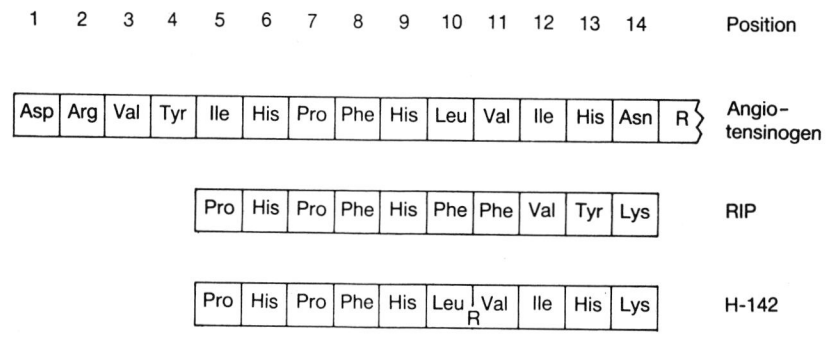

Abb. 35. Struktur der N-terminalen Sequenz von humanem Angiotensinogen (=Renin-Substrat) und den renininhibitorischen Peptidanaloga RIP und H-142 (R=reduzierte Peptidbindung) (nach Hofbauer, 1985) Mit freundlicher Genehmigung FK Schattauer Verlagsgesellschaft, Stuttgart

seiner hervorragenden Kenntnisse und Fähigkeiten konnten wir nach einigen mißlungenen Anläufen endlich unseren Wunsch nach Modernisierung der Hochdruckforschung realisieren und von den phänomenologischen Ganztierversuchen aus tiefer in die biochemischen Mechanismen der Blutdruckregulation einsteigen. Stasch hat es von Anfang an am besten gemeistert, sowohl was das Renin-Angiotensin-System angeht als auch die ganz neuen Gebiete, über die noch im nächsten Kapitel gesprochen werden soll.

Die Peptid-Gruppe unserer Chemiker belieferte uns mit zahlreichen Verbindungen, basierend auf Angiotensin-Analoga und anderen kurzkettigen Peptiden. Neben Benz selbst waren Bender, Dressel, Henning, Voges und einige andere besonders aktiv. Es war eine wundervolle Arbeit. In der Pharmakologie haben wir gestaunt, wie schnell die jungen Chemiker es schafften, die peptidischen Strukturen so zu kürzen, daß sie Aussichten auf eine oral wirksame Verbindung brachten. Für die Chemiker war es zweifelsohne ein schönes „Übungsfeld"; jedoch wurde diese Forschungsrichtung bald von einer neuen Entwicklung in der RAS-Pharmakologie überrollt.

Neue Angiotensin-Antagonisten

Wissenschaftler der Firma Du Pont, geleitet von dem ursprünglich holländischen Pharmakologen mit den vielen Vornamen, Dr. PBMWB Timmermans, überfluteten seit 1991 die Hochdruckliteratur mit Berichten über den ersten non-peptidischen Angiotensin II-Antagonisten. Sie berichteten ausführlich über eine Reihe von Biphenyl-methylimidazol-Analoga als selektive, kompetitive Antagonisten des AII-Rezeptors. Die wirksamste Substanz, DuP 753, später Losartan genannt, hatte nach oraler Applikation eine antihypertensive Wirkung wie die ACE-Inhibitoren Captopril und Enalapril. Eine neu Ära der RAS-Pharmakologie war eingeleitet, und die Erwartung in der Klinik sehr hoch. Trotz der im allgemeinen guten Verträglichkeit der ACE-Inhibitoren gab es einige Hinweise auf mögliche Probleme. Agranulozytose, Nierenversagen und ähnliche Ausgangsprobleme sind offensichtlich durch die ungeduldige Überdosierung verursacht worden. Aber ein anderes Problem scheint mit breiter Anwendung zu wachsen: der zunehmend bei lungengesunden Hypertonikern registrierte trockene Husten („dry cough"). Er wird durch die eventuelle Anhäufung von Bradykinin erklärt. Da das Lungengewebe Konversionsenzym in hoher Konzentration enthält, dürfte das keine Überraschung sein. Die Frage ist nur, welche Funktion das Enzym in der Lunge tatsächlich hat und was seine lebenslange Hemmung der Lungenfunktion oder auch Struktur ausmacht. Und eine weitere Frage wurde bis jetzt nicht laut ausgesprochen: Genauso reich an Konversionsenzym wie die Lunge sind auch die Hoden. Seine Funktion dort ist unbekannt, aber es läßt sich vermuten, daß es nicht umsonst dort angesiedelt ist. Was seine jahrelange Hemmung für die testikulären Funktionen bedeuten könnte, z.B. für die männliche Fertilität, läßt sich auf Grund der noch nicht genügend langen Erfahrung mit den ACE-Hemmern nicht voraussagen.

Wie auch immer, die empirische Pharmakologie lehrt, daß jeder Eingriff in ein Regulationssystem umso spezifischer und nebenwirkungsfreier ist, je distaler er im jeweiligen System erfolgt. Die Hemmung der Sympathikusaktivität durch Antagonisierung am Rezeptor ist viel spezifischer und freier von den Nebenwirkungen einer Ganglienblockade oder der Hemmung des Sympathotonus durch zentral wirksame Arzneimittel. So setzt man auch mehr Hoffnung in eine noch bessere Wirksamkeit der Angiotensin-Rezeptorantagonisten im Vergleich zu den Konversionsenzymhemmern.

Nun, wie groß der Beitrag der Firma Du Pont (später zu Merck und Sharp gehörig) zu der neuen Forschungsrichtung auch sein mag, erfunden haben Timmermans und Mitarbeiter sie nicht. Bereits 1982 patentierten Forscher des japanischen Unternehmens Takeda eine Serie von Imidazolessigsäure-Analoga als spezifische Liganden des Angiotensin-Rezeptors, die sowohl in vitro als auch in vivo die pressorische Wirkung des Angiotensin II blockieren. Du Pont hatte also keine Hemmungen gehabt, sich eine fremde Erfindung zu eigen zu machen. Warum denn auch nicht, wenn sie sich zutrauen, sie besser zu verwirklichen.

„Me too" – ja oder nein

Warum sollten wir bei Bayer wieder Hemmungen haben und dadurch möglicherweise eine neue Richtung verschlafen? Dr. Klaus

Frobel, als neuer Abteilungsleiter in der Chemie mein neuer Ko-Moderator des Arbeitskreises Hochdruck, war von dem Gedanken begeistert, bessere Imidazolessigsäure-Derivate zu suchen. Nicht nur das. Frobel besaß die einmalige Eigenschaft, Kollegen und Mitarbeiter auf glaubwürdige Weise für eine neue Idee zu motivieren. Er hatte profunde Kenntnisse im eigenen Fach und die Fähigkeit, sich notwendige Kenntnisse aus der Pharmakologie und Klinik rasch und gut anzueignen. Seine Kreativität, d.h., aus dem erworbenen Wissen neue Ideen zu produzieren und zu realisieren sowie seine Kooperationsfähigkeit und sein hohes Selbstbewußtsein bei gleichzeitiger Bescheidenheit und Zurückhaltung der eigenen Person sind nach meiner Einschätzung die bedeutendsten Merkmale der Persönlichkeit Frobel, die sowohl seine Chemiegruppe als auch den ganzen Arbeitskreis zu ungewöhnlichen Leistungen in einer ungewöhnlich freundlichen Atmosphäre motiviert haben. Dressel, Frey, Hübsch, Krämer, Müller aus seiner Abteilung und Hanko, ein anderer Abteilungsleiter, synthetisierten in kürzester Zeit zahlreiche patentfreie Verbindungen, von denen Beuck die Rezeptoraffinität, Hirth, Knorr, Stasch und ich die Gefäß-, Nieren- und Blutdruckwirkung und Wohlfeil die Proliferationshemmung testeten.

Die Arbeit der Chemiker war nicht leicht. Durch den Erfolg von Du Pont mit Losartan wurden viele forschende Pharmafirmen aktiviert, die allesamt „Patentlücken" der Imidazol-Essigester suchten und zum Teil auch gefunden haben. Uns ging es nicht nur um eine Patentlücke. Wir strebten eine bessere Substanz an, die dem Losartan und anderen in der Entwicklung bekannten Fremdsubstanzen überlegen sein sollte. Das ist uns – zumindest was die präklinische Forschung angeht – weitgehend gelungen. Unser Favorit befindet sich zur Zeit in der Phase II der klinischen Prüfung, und die vorläufigen Ergebnisse sind vielversprechend.

Das Bayer-Management stand dem Projekt nicht allzu freundlich gegenüber, insbesondere durch die Marketing-Analyse der Konkurrenzaktivitäten. In verschiedenen Entscheidungsgremien mußten wir für das Projekt richtig kämpfen.

Bis jetzt ist alles gut gegangen, sehr gut sogar. So schnell ist noch keine Entwicklung einer Herz-Kreislaufsubstanz vorangegangen – auch nicht, wenn man mit anderen Firmen vergleicht. Der Grund dafür war eindeutig. Die ganze Truppe der beteiligten Forscher war im höchsten Grade motiviert. Die zuständigen Gruppen- und Abteilungsleiter setzten sich mit größtem Engagement für die Motivierung der beteiligten Kollegen ein. Eine glückliche Fügung für unsere Substanz war die Tatsache, daß wir als Projektmanager Dr. Knut Zellerhoff gewinnen konnten. Zellerhoff war schon immer ein erfolgreicher Entwicklungsmann. Gerade wegen seines persönlichen Engagements, seiner Genauigkeit, seiner Zuverlässigkeit aber auch seiner Kompromißbereitschaft unter immer strenger Einhaltung der Spielregeln konnte er alle an der Entwicklung beteiligten Stellen bestens koordinieren. Obwohl er wegen seiner Rigorosität nicht immer beliebt war, hatten alle Respekt vor ihm. Seine Sachlichkeit und sein zielbewußtes Handeln halfen den von ihm geleiteten Gremien, schnell zur Entscheidung zu kommen. Stets war er bereit, für die kollektive Entscheidung persönlich Verantwortung zu tragen. Es ist auch ihm zu verdanken, daß die Entwicklung unserer Substanz so zügig vorangegangen ist.

Grundlagenforschung ist immer dabei

So überzeugend die Erfolge der „maßgeschneiderten" RAS-beeinflussenden Antihypertensiva in Therapie und Theorie auch sein mögen: die Rolle des Renins in der Hochdruckpathogenese ist damit immer noch nicht endgültig bewiesen.

Eine große Hoffnung weckt neuerdings die Gentechnik. Ganten und Mullins in Heidelberg ist es 1990 gelungen, mit der Transfizierung von Mäuse-Renin-Gen (m(Ren2)27) an Sprague-Dawley-Ratten einen neuen Stamm von Hochdruckratten zu erzeugen. Die Homozygoten dieser transgenen Ratten entwickeln im jugendlichen Alter eine fulminante Hypertonie, die sie ohne Antihypertensiva nicht lange überleben. Ein faszinierendes Ereignis in der Grundlagenforschung. Was die pathogenetische Rolle des RAS angeht, warfen die transgenen Ratten allerdings mehr Fragen auf als sie die bestehenden beantworten konnten. Sie sind zwar charakterisiert durch eine hohe Transkriptionsrate des Renin-Transgens, insbesondere in der Nebenniere; die renale Produktion des Renins ist jedoch unterdrückt, und Reninaktivität und Angiotensinkonzentration im Plasma sind niedriger als bei den Kontrollen. Lediglich die plasmatische Aldosteronkonzentration ist erhöht. Auf welche Weise das zusätzliche Renin-Gen die schwere Hypertonie verursacht, bleibt ein Rätsel.

Professor Detlev Ganten und seine Gruppe – damals im Pharmakologischen Institut der Universität Heidelberg – haben viele Merkmale der transgenen Ratten, insbesondere im endokrinen Bereich, beschrieben (Ganten ist später Vorstand des *Max-Delbrück Centrum für Molekulare Medizin* in Berlin geworden). Alles konnten sie verständlicher Weise nicht. Da wandte sich Ganten an unsere Hochdruckgruppe mit dem Vorschlag, bei der weiteren physiologischen und pharmakologischen Charakterisierung seiner transgenen Hochdruckratten zu helfen. Vor allem ging es um die Untersuchung der Nierenfunktion, deren Regulation und pharmakologische Beeinflußbarkeit bei transgenen Ratten. Es war ein ehrenvolles Angebot, das uns allerdings nicht aus heiterem Himmel zugefallen ist. Unsere Arbeiten auf dem Nierengebiet wurden in der Hochdruckgesellschaft mit Respekt anerkannt. Bereits Dr. Garthoff hatte mit der Diuretikaforschung und später mit der Aufklärung der renalen Wirkung der Kalziumantagonisten für unsere gute Reputation gesorgt. Aber auch, nachdem Garthoff einem Ruf ins Management bei Bayer gefolgt war, wurde diese Tradition nicht unterbrochen; im Gegenteil: Frau Dr. Claudia Hirth, die 1984 die Leitung des Nierenlabors von Garthoff übernommen hatte, führte unsere Nierenforschung zu neuer Blüte und unsere Hochdruckforschung in neue Gebiete. Ausführlich werden wir es noch im nächsten Kapitel verfolgen können.

Dr. Claudia Hirth (nach ihrer Heirat Hirth-Dietrich) hatte in Düsseldorf Biologie studiert und in diesem Fach promoviert. Ihre postgraduelle Weiterbildung absolvierte sie in der Pharmakologie bei Prof. Greef an der Universität Düsseldorf, wo sie auch über mehrere Jahre mit Erfolg in der Herz-Kreislaufforschung tätig war. Prof. Hoffmeister und ich haben uns derzeit sehr bemüht, Dr. Hirth für unser Institut zu gewinnen. Als sie sich für uns entschied, mußte sie ihr Forschungsgebiet – die Elektrophysiologie – wechseln, da wir sie dringend für die Nachfolge von Dr. Garthoff brauchten. Durch ihr Talent und ihren Fleiß beherrschte sie die Nierenpharmakologie schnell. Auch durch ihren taktvollen Umgang mit Mitarbeitern erwarb sie sich im Institut vollen Respekt. Nach einer kurzen Einarbeitungszeit brachte sie neue Ideen ins Haus. Sie griff das neue Thema der Atrialen natriuretischen Peptide (ANP) auf und machte bald eine Reihe von pathophysiologisch bedeutsamen Entdeckungen. Trotz ihrer Bescheidenheit und Zurückhaltung ließ sie sich zum Publizieren anstiften. Mit ihren ideenreichen und sachlich perfekten Veröffentlichungen erwarb sie sich bald einen guten Namen unter den deutschen Pharmakologen, und auch die internationale Anerkennung ließ nicht lange auf sich warten.

So überraschte es nicht, daß Ganten gerade die Nierenuntersuchungen seiner transgenen Ratten uns übertrug. Er kannte unsere Gruppe sehr gut, und auch den neuen Aufschwung durch Dr. Hirth hatte er verfolgt.

Frau Hirth war jedoch nie ein Einzelgänger in der Forschung. Sie hielt immer aktiv Kontakte mit anderen Kollegen, nicht nur im ständigen Gedankenaustausch sondern auch in der praktischen Realisierung. Durch ihre unauffälligen Initiativen und durch ihre nette, zurückhaltende Diskussionsart trug sie wesentlich zu dem ausgesprochen freundlichen und kooperativen Klima in unserer Abteilung bei. So kam es auch, daß die transgenen Renin-Ratten, die ursprünglich ihr eigenes Forschungsthema sein sollten, rasch Allgemeingut der ganzen Abteilung wurden. Dr. Andreas Knorr und Dr. Johannes-Peter Stasch wurden bald hineingezogen, und wir alle konnten in unserer bewährten Teamarbeit bald nicht nur Ganten, sondern auch der wissenschaftlichen Öffentlichkeit mehrere neue Ergebnisse liefern. Auch einige Doktoranden, zum Teil von Hirth und Stasch betreut, halfen uns, viele neue Aspekte zu klären. Natürlich benutzten wir die transgenen Renin-Ratten auch für die Untersuchung unserer neuen Angiotensin-Antagonisten, jedoch konnten die Ergebnisse in diesem frühen Entwicklungsstadium unseres Favoriten verständlicherweise noch nicht publiziert werden. Ohne der Veröffentlichung zuvorzukommen, darf ich jedoch an dieser Stelle verraten, daß auch diese Arbeiten keinen wesentlichen Beitrag zur Klärung der Rolle des Renin-Angiotensin-Systems in der Hochdruckforschung geleistet haben. Wichtige Erkenntnisse hingegen lieferten sie auf dem Gebiet der Atrialen natriuretischen Peptide und deren pharmakologischer Beeinflussung, doch damit werden wir uns im nächsten Kapitel ausführlich beschäftigen.

Atriale natriuretische Peptide

Die Kenntnis über die eigenartigen Peptide aus dem Herzvorhof (ANP) als Regulationssystem der Volumen- und Druckhomöostase bei Säugetieren einschließlich des Menschen hat eine kurze Geschichte. Umso größer scheint die Zukunft dieser Substanzen zu sein, sowohl in der Grundlagenforschung als auch in der Anwendung für die Diagnostik von Herzkreislauferkrankungen und bei der Suche nach neuartigen Therapiewegen.

1982 berichtete Adolfo J. de Bold, ein in Ottawa forschender Argentinier, daß die bereits in den fünfziger Jahren beschriebenen Granula in den Herzvorhofmuskelzellen bislang unbekannte Peptide enthalten, die nach Vorhofdehnung in den Kreislauf freigesetzt werden und nach Wechselwirkung mit spezifischen Rezeptoren in verschiedenen Organen einen starken Einfluß auf den Wasser- und Elektrolyten-Haushalt und auf den Blutdruck ausüben [Abb. 36].

Diese Entdeckung war in vielfacher Hinsicht revolutionär. Seit der Entdeckung des wirklichen Blutkreislaufs durch William Harvey (1628) galt es als selbstverständlich, daß die einzige Funktion des Herzens in seiner Pumpleistung im Kreislauf besteht. Und nun, nach mehr als 350 Jahren wurde klar bewiesen, daß das Herz auch als endokrine Drüse funktioniert. Stoffe, die in den Herzmuskelzellen produziert werden, wirken nicht im Herzen, sondern sie beeinflussen nach ihrer Freisetzung die Funktionen entfernter Organe, das heißt, sie wirken nach der klassischen Definition von Claude Bernard als Hormone. Diese Stoffe, die ANPs, steigern die Natriumausscheidung in der Niere, hemmen die Sekretion von Renin in der Niere und die Freisetzung des natriumretinierenden Aldosteron in der Nebennierenrinde und bewirken eine Gefäßerweiterung. Im allgemeinen haben die ANPs einen völlig gegensätzlichen Effekt zu den Wirkungen des Renin-Angiotensin-Systems.

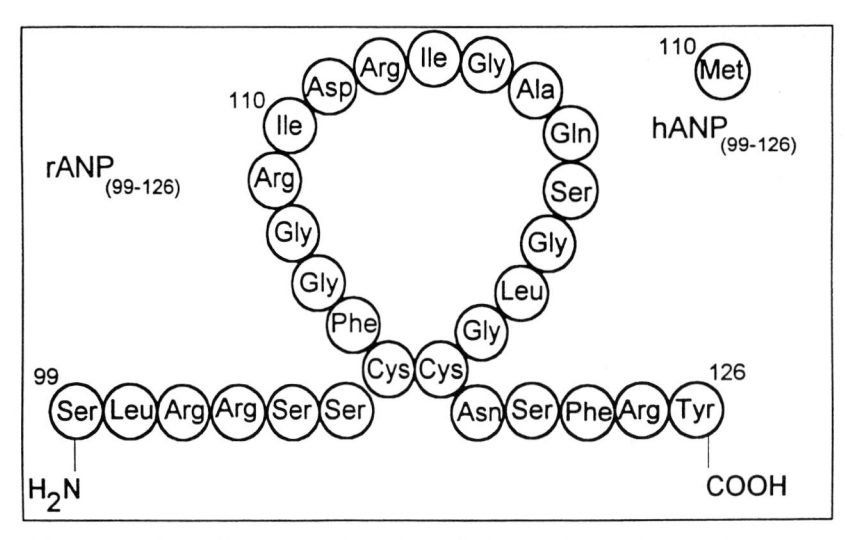

Abb. 36. Struktur des rANP (Ratte) nach hANP (Mensch) (nach Wegner, 1996) Mit freundlicher Genehmigung von Dr. Wegner

Der eigentliche Impuls für die ANP-Freisetzung war nicht bekannt. Als physiologischer Stimulus wurde von de Bold und seiner Gruppe die Dehnung der Vorhöfe nicht nur in vitro sondern auch in vivo postuliert. Jedoch fehlten für die In-vivo-Verhältnisse bis in die zweite Hälfte der achtziger Jahre die direkten Beweise. Lediglich die Tatsache, daß das unter hohem zentralvenösen Druck gewonnene Perfusat von Herz-Lungen-Präparaten eine diuretische Wirkung besitzt, hat dieses Postulat unterstützt. Mindestens zwei Probleme erschwerten die Beweisführung für die In-vivo-Bedingungen. Erstens waren die Bestimmungsmethoden für das zirkulierende ANP nicht spezifisch, und zweitens konnte nicht geklärt werden, wie sich eine Vorhofdehnung durch Volumenbelastung auswirkt, wenn die Teilnahme des ANP ausgeschaltet oder antagonisiert wird. In Versuchen von Verras und Sonnenberg (1984) gab es einen einzigen Befund dahin gehend, daß nach chirurgischer Entfernung des rechten Vorhofes die diuretische Wirkung einer Volumenbelastung abgeschwächt wird. Das war etwa der Stand der Kenntnisse, als wir 1984 bei Bayer in die ANP-Forschung einstiegen.

Die ersten monoklonalen Antikörper

Die Pionierleistung, die uns rasch die vertieften Untersuchungen der Pathophysiologie und Pharmakologie des ANP-Systems ermöglichte, kam von Dr. Frank Morich und seiner Gruppe. Morich trat 1982 als junger Mediziner in die Bayer-Forschung ein. Für die damaligen Verhältnisse besaß er ungewöhnlich tiefe Kenntnisse und Fertigkeiten in der molekularbiologischen Forschung. Sein Auftrag lautete, eine routineunabhängige Grundlagenforschung parallel zu unserer angewandten Pharmakologie zu etablieren. Mit viel Enthusiasmus hatte Morich innerhalb kurzer Zeit eine Gruppe junger Akademiker zusammengestellt, die unter der Bezeichnung ATF (=analytische Therapieforschung) bald den Anschluß an die aktuellen Themen der Hochdruckforschung im Institut für Pharmakologie fand. Das ANP-System bot sich als das attraktivste Thema an. Unter Morich's Leitung hat sein Doktorand A. John die ersten monoklonalen Antikörper gegen das Atriopeptin II hergestellt.

In Zusammenarbeit mit Stasch, Hirth, Neuser und Morich konnte die Spezifität der Antikörper bewiesen und deren Verwendung für Radioimmunoassays des ANP erarbeitet werden. Die erste Publikation in *Life Sciences* hatte eine große Resonanz.

Die Spezifität und hohe Aktivität der monoklonalen Antikörper eröffneten uns zwei Wege in der ANP-Forschung. Stasch aus unserer Gruppe hat zusammen mit D. Neuser, S. Wohlfeil und F. Morich aus der ATF eine präzise radioimmunologische Bestimmungsmethode erarbeitet und zur Klärung vieler anstehender Fragen angewandt. Claudia Hirth verwendete die Antikörper zur Antagonisierung des endogenen ANP an Ganztieren und gewann damit grundlegende Erkenntnisse. Bereits 1986 konnte Hirth die Ergebnisse unter dem apodiktischen Titel „The renal response to acute hypervolemia is caused by atrial natriuretic peptides" als Erstautorin einer Teamarbeit veröffentlichen. Eine Volumenexpansion durch homologes Blut verursachte an Ratten eine starke Natriurese und Diurese. Durch Injektion der monoklonalen Antikörper war diese Reaktion komplett blockiert. Die Volumenbelastung führte innerhalb von acht Minuten zur drei- bis vierfachen Erhöhung der ANP-Plasmaspiegel [Abb. 37]. Auch die diuretische und blutdrucksenkende Wirkung des injizierten synthetischen ANP wurde

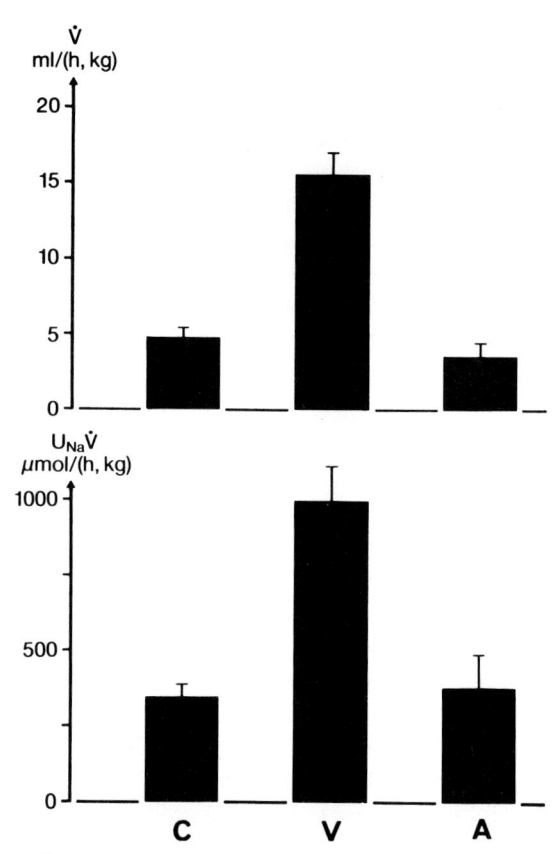

Abb. 37. Urinvolumen (V) und Natriumausscheidung der wachen Ratte C: unter Kontrollbedingungen V: nach isotoner Volumenbelastung A: nach isotoner Volumenbelastung mit gleichzeitiger Gabe der ANP-Antikörper (nach Hirth et al., 1988) Mit freundlicher Genehmigung Steinkopf Verlag, Darmstadt

durch die neuen Antikörper völlig blockiert, nicht aber die diuretische Wirkung von Furosemid. Als wir Jahre später die Resonanz unserer Publikationen mit Hilfe des *Science Citation Index* retrospektiv analysierten, stand diese Veröffentlichung unter den am meisten zitierten Publikationen unserer Abteilung.

Doch auch die Resonanz anderer Publikationen unserer Gruppe über das ANP-System war – und ist es bis heute – sehr hoch. Denn alles, was wir erforschen konnten, war brandneu und sehr aktuell. Naturgemäß konzentrierten wir uns auf die pharmakologische Beeinflussung des ANP-Systems. Frau Hirth untersuchte mehrere Antihypertensiva und fand keins mit direkter Wirkung auf das ANP. Die natriumretinierenden Substanzen, wie z.B. Minoxidil, Propranolol, und Reserpin, erhöhten die ANP-Spiegel durch Volumenexpansion, die Wirkung der natriuretischen, wie z.B. Furosemid, Muzolimin und Nitrendipin wurde durch die Antikörper nicht beeinflußt. Stasch bewies, daß die Renin- und Aldosteronhemmung bei einer Volumenexpansion durch Antikörper ebenfalls ausbleibt. Und dann wurde auch der „second messenger" der ANP-Wirkung gefunden – das zyklische Guanylmonophosphat (cGMP). Stasch, Hirth, Kazda und Wohlfeil konnten bereits 1986 zeigen, daß „The elevation of cyclic GMP as a response to acute hypervolemia is blocked by a monoclonal antibody directed against ANP".

Die Herausforderung

Die Fülle der neu gewonnen Ergebnisse gab immer noch keinen Anhaltspunkt auf der Suche nach ANP-beeinflussenden Pharmaka. Auch unsere gemeinsam mit Stasch durchgeführten chronischen Versuche mit Hochdruckratten zeigten lediglich sekundäre Arzneimitteleffekte, die eher durch die Art der antihypertensiven Wirkung verursacht wurden. Wir konnten feststellen, daß mit fortgeschrittenem Alter der SHR die Plasmaspiegel von ANP erhöht wurden, was aber offensichtlich auf das Fortschreiten der Herzhypertrophie bzw. auf die beginnende Herzinsuffizienz zurückzuführen war. Eine Langzeittherapie mit unseren natriuretischen Kalziumantagonisten Nitrendipin oder Nisoldipin verhinderte den Anstieg der ANP-Plasmaspiegel parallel zur Verhinderung der Herzhypertrophie und Herzinsuffizienz. Eine blutdrucksenkende Therapie mit dem natriumretinierenden Vasodilatans Minoxidil führte zur weiteren Steigerung der ANP- Plasmaspiegel parallel zur Vergrößerung der Herzhypertrophie [Abb. 38 und 39]. Also wiederum sekundäre Effekte als Reaktion auf die Veränderungen im Natriumhaushalt. Eine unserer gemeinsamen Publikationen faßte Frau Hirth 1989 folgendermaßen zusammen: „...data on pharmacological effects on the ANP system provides no clear picture but rather a patchwork of effects and hypotheses. But such a patchwork also represents a challenge...".

Spontaneously hypertensive rats
11 weeks of treatment, x̄ ± SEM

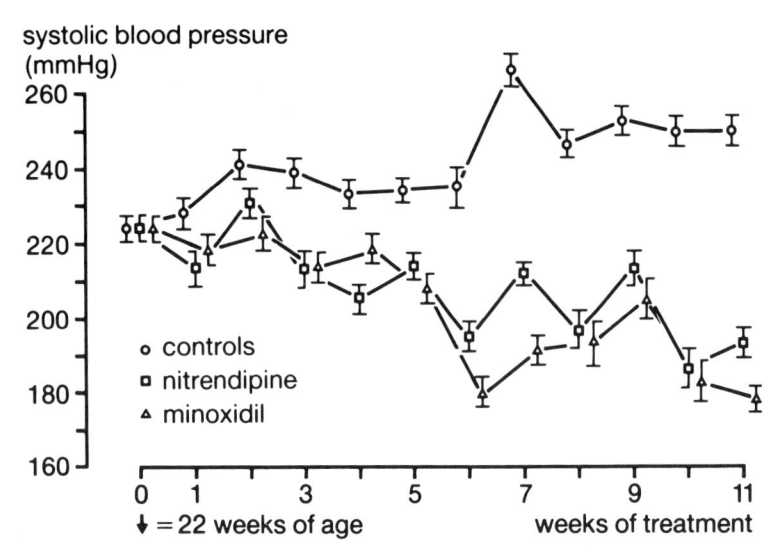

[Figure: systolic blood pressure (mmHg) vs. weeks of treatment (0–11); ↓ = 22 weeks of age; curves for ○ controls, □ nitrendipine, △ minoxidil]

Abb. 38. Wirkung von Nitrendipin oder Minoxidil auf den systolischen Blutdruck von spontan-hypertonen Ratten (nach Knorr et al., 1987) Mit freundlicher Genehmigung Elsevier Science Publishers, Amsterdam

Die intensive weltweite Forschung auf dem ANP-Gebiet – die Zahl der Publikationen ging in die Tausende – brachte auch nicht viele Anhaltspunkte für die Pharmakologie. Das inzwischen verfügbare synthetische ANP anderer Firmen ging zwar als Mittel gegen Herz- und Niereninsuffizienz bald in die klinische Forschung, jedoch ist seine Brauchbarkeit durch die polypeptidische Struktur lediglich auf die intravenöse Therapie der Akutfälle begrenzt. Und gerade das ist unter diesen Indikationen nicht das Hauptproblem.

Bei der chronischen Herzinsuffizienz und auch bei bestimmten fortgeschrittenen Formen der Hochdruckkrankheit sind die Plasmaspiegel des ANP zwar erhöht, aber offensichtlich ist diese „kompensatorische Reaktion" nicht ausreichend. Anhand dieser Hypothese formulierten wir die Ziele unserer Forschung um. Anstatt die Freisetzung direkt zu stimulieren, bemühten wir uns, die freisetzende Wirkung der pathophysiologischen Faktoren zu verstärken und die Wirkung des bereits freigesetzten ANP zu verlängern.

Spontaneously hypertensive rats
11 weeks of treatment, x̄ ± SEM

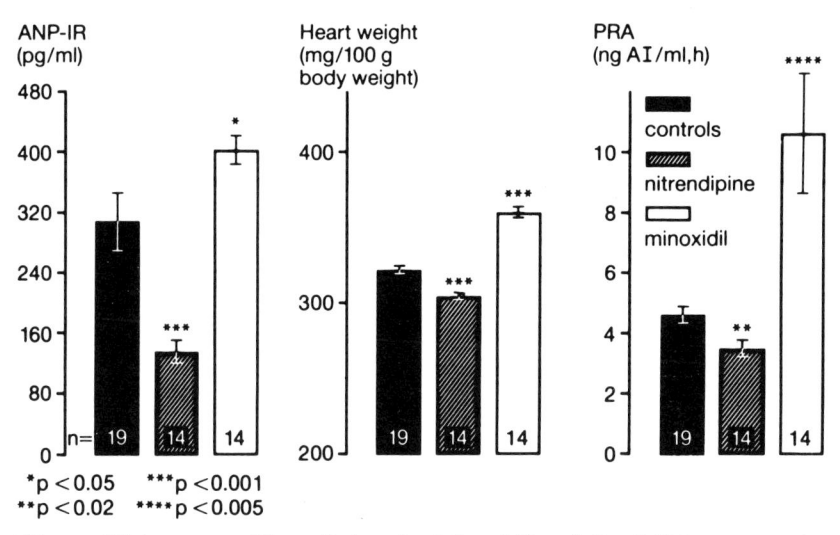

Abb. 39. Wirkung von Nitrendipin oder Minoxidil auf die ANP-Immunoreaktivität (ANP-IR) im Blut, auf das relative Herzgewicht und die Plasma-Reninaktivität (nach Knorr et al., 1987) Mit freundlicher Genehmigung Elsevier Science Publishers, Amsterdam

Im ersten Anlauf suchten wir Substanzen, die die durch akute Hypervolämie stimulierte Natriumausscheidung verstärken sollten. Im Screeningverfahren brachte diese Versuchsanordnung einige schwache Hinweise, deren Weiterverfolgung jedoch immer zur Enttäuschung führte. Mit einer Ausnahme: Unter den für andere Fragestellungen neu synthetisierten Dihydropyridin-Derivaten fanden wir eine neuartig strukturierte Verbindung (BAY T 7207), die die Natriummehrausscheidung nach Volumenbelastung an Ratten erheblich verstärkte und verlängerte. Auch die Plasmaspiegel von ANP und cGMP wurden – zumindest kurzfristig – noch weiter erhöht. Die gesteigerte Natriurese wurde durch ANP-Antikörper blockiert. Die antihypertensive Wirkung der Substanz war typisch für kalziumantagonistische Verbindungen. Lediglich an isolierten Herzmuskelzellen zeigte sich ein anderer Effekt: Die Hemmwirkung auf den Kalziumkanal war nicht spannungsabhängig. Auch die Inotropie der isolierten Herzpräparate wurde kaum beeinflußt.

Die Begeisterung, insbesondere meine, war nahezu grenzenlos. Es müßte doch unter den Kalziumantagonisten derartige Substanzen geben. Selbst de Bold fand anfangs heraus, daß Kalziumionen einen ganz besonderen Effekt auf die ANP-Freisetzung haben, der völlig anders ist als in den meisten endo-oder exokrinen Prozessen. Kalziumfreie Perfusionen *verstärken* die Freisetzung von ANP aus den Vorhöfen in vitro. In kalziumhaltigen Perfusionen ist die ANP-Freisetzung abgeschwächt.

Die Enttäuschung

Die Hoffnung auf ein neuartiges Wirkprinzip hat sich nicht bestätigt. Obwohl das gescheiterte Projekt völlig auf meine Initiative zurückzuführen ist, erwähne ich es, ohne rot zu werden; und zwar aus einem ganz besonderen Grund. Die Wirkung der Substanz war an Ratten gesichert. Aber nur an Ratten. Andere Spezies – und wir haben mehrere in der Hochdruckforschung konventionelle Tierarten einschließlich Affen untersucht – reagierten wie auch auf andere typische Dihydropyridin-Derivate üblich. Und unter den besonderen spannungsunabhängigen DHPs gab es nur diese eine Substanz, die eine ANP-verstärkende Wirkung zeigte. Für einen kritischen Pharmakologen Warnhinweise genug. Nur schien mir die eigenartige Wirkung der neuen Verbindung so attraktiv, daß ich alles auf eine Karte setzte.

Daß ich die Begebenheit doch erzähle, liegt an meiner auch im nachhinein großen Hochachtung vor dem Bayer-Management. Die oben erwähnten Zweifel waren allen bekannt, wir haben sie in vielen zuständigen Gremien diskutiert. Dennoch hat man uns die Mittel genehmigt, um die Bedenkenlosigkeit hinsichtlich Arzneimittelsicherheit nachzuweisen, d.h., die aufwendigen toxikologischen Untersuchungen durchzuführen. Als die Substanz für gut verträglich befunden wurde, durften die Untersuchungen an Menschen, an gesunden Probanden, gesetzmäßig durchgeführt werden. Im Prinzip wirkte die Substanz wie andere uns bekannte DHP's blutdrucksenkend ohne meßbare Nebeneffekte. Nur zeigte sie weder mit noch ohne Volumenbelastung einen Einfluß auf die ANP-

Freisetzung oder dessen Wirkung. Damit war das erfolgversprechende Projekt beendet. Trotzdem ließen wir (und auch das Management) uns hinsichtlich des ANP nicht entmutigen. Bald kamen zwei bedeutende Entdeckungen von außen auf uns zu.

Stumme Rezeptoren

John Lewicki, ein Rezeptorforscher bei California Biotechnology (CalBio), Mountainview, publizierte bereits 1986, daß nicht alle ANP-Rezeptoren mit der Stimulierung des cGMP gekoppelt sind. Kurze Zeit später konnte er nachweisen, daß es bestimmte Populationen von ANP-Bindungsstellen gibt, die keine „Funktion", also keine cGMP-Steigerung in der Zelle bewirken. Diese „silent" Rezeptoren machen sogar einen Großteil der ANP-Bindungsstellen in verschiedenen Organen aus. Sie binden rasch das freigesetzte Peptid und schleusen es in das Zellinnere, wo es nach dieser „Internalisierung" enzymatisch abgebaut wird. Dieser Vorgang sorgt für die „Clearance" des im Überschuß zirkulierenden ANP; daher nannte man diese Rezeptoren „C"-, clearance-Rezeptoren [Abb. 40].

Lewicki und seine Kollegen bei CalBio kannten unsere Aktivitäten auf dem ANP-Gebiet und boten uns enge Kooperation an. Die Peptidchemiker bei CalBio hatten bereits mehrere Verbindungen synthetisiert, die preferentiell an den C-Rezeptor binden ohne die A- (die aktiven) Rezeptoren zu beeinflussen. Dahinter stand die Idee, durch Besetzung der C-Bindungsstellen den Inaktivierungsvorgang, die Clearance des endogenen ANP zu blockieren und dadurch seine Wirkung zu verstärken bzw. zu verlängern. In der Tat steigerten einige der geprüften ANP-C-Liganden nach i.v.-Infusion an Ratten die Natriumausscheidung durch Erhöhung der Plasmaspiegel von endogenem ANP. Die Kooperation mit CalBio war für uns alle sehr stimulierend und lehrreich. Jedoch führte sie nicht zu dem von uns erwarteten Ergebnis: Die Affinität zum C-Rezeptor wurde immer nur an die peptidische Struktur gebunden. Selbst die „kürzesten" Verbindungen (C-ANP 11–15) werden nach oraler Applikation im Magen-Darm-Trakt abgebaut und erreichen die Rezeptoren nicht. Nach intensiver Zusammenarbeit haben wir nach fünf Jahren die Hoffnung auf ein oral wirksames Antihyper-

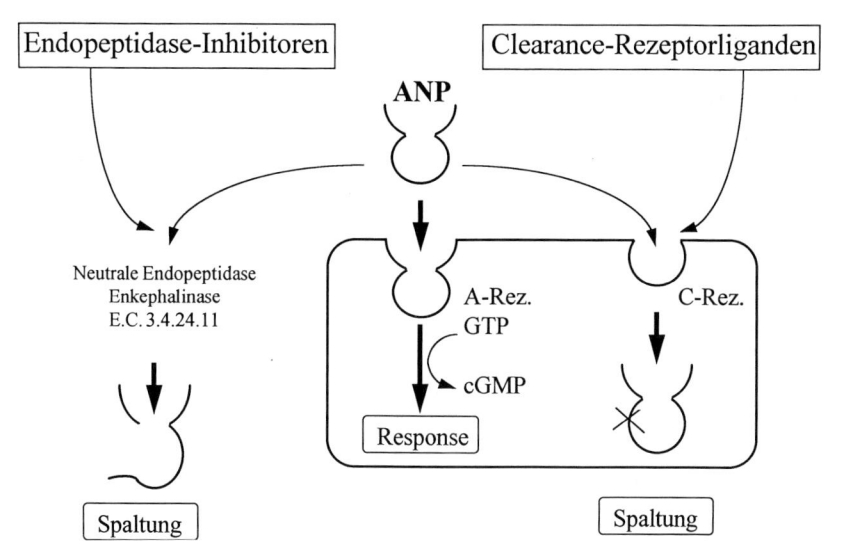

Abb. 40. Inaktivierung des zirkulierenden ANP und ihre Hemmung durch Inhibitoren der neutralen Endopeptidase oder durch Bindung an ANP-Clearance-Rezeptoren (nach Stasch et al., 1991) Mit freundlicher Genehmigung von Dr. Stasch

tensivum aufgegeben. CalBio, später in Scios Nova umbenannt, widmete sich voll und ganz der Entwicklung von Auriculin, dem synthetischen ANP, das bis jetzt noch keinen Erfolg erzielte. Wir haben ein neues ANP-Projekt aufgenommen.

Neue Hoffnung

Ende der achtziger Jahre wurde bekannt, daß der enzymatische Abbau von ANP durch die neutrale Endopeptidase 24.11 (NEP) katalysiert wird. Die NEP, bis dahin als Enkephalinase bekannt, ist ein zinkhaltiges, membrangebundenes Enzym, das in vielen Geweben vorkommt, insbesondere im Epithel der proximalen Nierentubuli, in der Lunge und im Gehirn. Es wurde auch gezeigt, daß die NEP-Inhibitoren wie Thiorphan, Phosphoramidon und einige andere in der Tat die Plasmaspiegel von endogenem ANP an Ratten steigern und dadurch die Diurese und Natriurese erhöhen [Abb. 40].

Die französische Firma Bioprojet, die sich mit einem NEP-Inhibitoren, dem Ecadotril beschäftigt hatte, machte uns ein Kooperationsangebot. Die pharmakologischen Eigenschaften der Substanz waren vielversprechend, entsprachen jedoch in Umfang und Tiefe noch nicht unserem Bayer-Standard. Nach Überprüfung der Bioprojet-Daten haben wir unserem Management die Übernahme des Projekts empfohlen. Der positive Abschluß der Verhandlungen brachte neue Aufgaben nicht nur für die Entwicklungsabteilungen. Auch in der Forschung mußten noch weitere Arbeiten durchgeführt werden, insbesondere zur Klärung der Brauchbarkeit von Sinorphan für die Therapie des Hochdrucks und der Herzinsuffizienz.

Dr. Stasch und sein Doktorand Max Wegner sowie Dr. Hirth-Dietrich und Dr. Knorr haben in dieser Hinsicht besondere Leistungen erbracht. Die Lehrjahre in der bisherigen ANP-Forschung und unsere Erfahrung mit besonderen Stämmen von Hochdruckratten erwiesen sich als besonders nützlich.

Die „stroke-prone" spontan hypertonen Ratten (SHR-SP) erwiesen sich als günstiges Modell für die Forschung mit Ecadotril (Sinorphan). Aus unseren früheren Arbeiten wußten wir, daß die Tiere dieses Stamms in relativ jugendlichem Alter außerordentlich hohe Blutdruckwerte erreichen. Parallel dazu entwickeln sie eine starke linksventrikuläre Herzhypertophie, die relativ früh dekompensiert und zur Herzinsuffizienz führt. Durch Fütterung mit einer kochsalzreichen Diät wird bei ihnen die Krankheitsentwicklung noch grundsätzlich beschleunigt.

Die chronische orale Behandlung der SHR-SP Ratten mit Ecadotril führte zu einer weiteren Erhöhung der Plasmaspiegel von ANP und cGMP. Der Anstieg des Blutdrucks sowie die Entwicklung der Herzhypertrophie bei jungen Tieren verminderte sich deutlich. Bei jungen und insbesondere bei alten SHR-SP wurde durch Ecadotril die Pumpleistung des Herzens stark verbessert [Abb. 41].

Besonders hervorzuheben sind die Untersuchungen von Dr. Knorr und seinen Mitarbeitern. Mit präziser Technik und ideenreicher Versuchsanordnung ist es ihm gelungen, die Dynamik der linksventrikulären Herzfunktion an diesen Tieren zu erfassen. Insbesondere die Messung des enddiastolischen Druckes ist in diesen niedrigen Druckbereichen und mit der bei Ratten hohen Herzfrequenz ein wahres Kunststück, das bis jetzt nur wenigen Forschern gelungen ist.

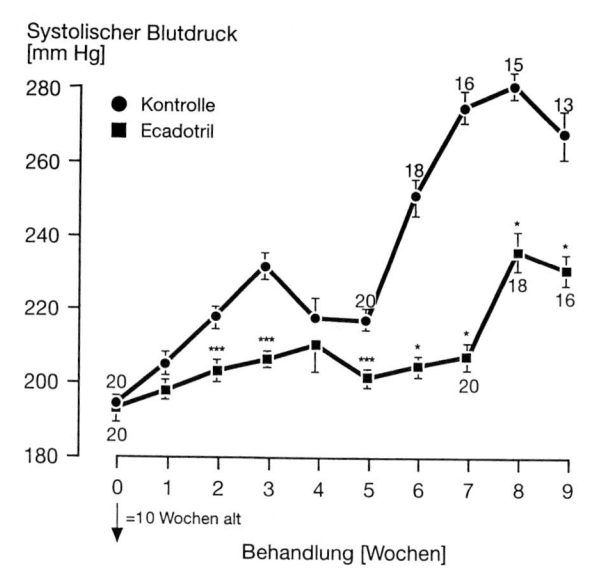

Abb. 41. Wirkung von Ecadotril (Sinorphan) auf die Blutdruckentwicklung und Mortalität von Stroke-prone SHR unter 8% Kochsalzdiät. Zahlen über den Kurven zeigen die Zahl der überlebenden Ratten (nach Wegner, 1996) Mit freundlicher Genehmigung von Dr. Wegner

Durch eine zweiwöchige Behandlung mit Sinorphan wurde der bereits erhöhte enddiastolische Druck in den Normbereich gesenkt. Die Druckanstiegsgeschwindigkeit im linken Ventrikel wurde leicht erhöht. Beide Effekte bewiesen eindeutig eine Verbesserung der Pumpleistung des Herzens, eine Zielgröße für die Behandlung fortgeschrittener Hypertonie und chronischer Herzinsuffizienz. Ein Bericht über die Ergebnisse dieser Untersuchungen wurde von der namhaften Zeitschrift *Hypertension Research* 1995 für die Publikation akzeptiert.

Auch an den im früheren Kapitel beschriebenen transgenen Ratten mit extra Renin-Gen (TGR(mRen2)) war die Wirkung von Ecadotril (Sinorphan) sehr eindrucksvoll. Nach einer einmaligen oralen Gabe des Mittels wurde der hohe Blutdruck akut gesenkt, die Natriumausscheidung gesteigert. Die Plasmaspiegel von ANP und B(brain)NP sowie die Plasmakonzentration von cGMP wurden erhöht.

Nach einer Langzeitbehandlung über 13 Wochen mit Ecadotril konnte der Anstieg des hohen Blutdrucks wie auch die Entwicklung der Herz- und Nierenhypertrophie deutlich verhindert werden. Auch die Untersuchungen an transgenen Ratten haben gezeigt, daß eine effektive Hemmung des ANP-abbauenden Enzyms NEP durch Sinorphan eine günstige therapeutische Wirkung bei schwerer Hochdruckkrankheit und bei Herzinsuffizienz erwarten läßt.

Während der Erstellung dieses Manuskripts sind bereits die Ergebnisse einiger klinischer Prüfungen mit Ecadotril bekannt geworden. Zur großen Freude der Pharmakologen scheinen sich dort die Voraussagen des Tierexperiments hinsichtlich der Wirksamkeit zu bestätigen. Inwieweit das neue Therapieprinzip – die Verstärkung des endogenen ANP – auch in der Verhinderung der hochdruckbedingten Organschädigung die Erwartungen der Forscher erfüllen wird, wird man erst in einigen Jahren erfahren. Die experimentellen Pharmakologen sind daran gewöhnt, lange auf die endgültige Bestätigung ihrer forscherischen Euphorie warten zu müssen.

„The drug of the future, the future of drugs"

Unter diesem Titel hat Franz Gross in einem Editorial bereits vor fast zwanzig Jahren die Chancen, neue Antihypertensiva zu finden, als sehr gering eingeschätzt, vor allem deswegen, weil „wir (damals) schon genug haben". Den damaligen Therapiestandard hat er als „sehr hoch" eingestuft und nichts wesentlich Neues am Horizont der Forschung gesehen.

Franz Gross war ein großer, international anerkannter Hochdruckpharmakologe, aber als Prophet war er schlecht. Als er die skeptischen Prognosen formulierte, waren die später so erfolgreichen Kalziumantagonisten noch nicht in die Hochdrucktherapie eingeführt worden. Mit Captopril, dem ersten der später bahnbrechenden Angiotensin-Converting-Enzymhemmern, hatte man die ersten klinischen Prüfungen gerade eingeleitet; die atrialen natriuretischen Peptide, die endothelialen relaxierenden und konstriktorischen Stoffe sowie viele andere fruchtbare Ansätze für neuartige Therapien waren damals noch unbekannt. Aber sie kamen und haben die Strategien der pharmakologischen Hochdruckforschung oftmals grundsätzlich verändert.

Skepsis ist notwendig in der Wissenschaft. Zuviel Enthusiasmus und zu wenig Skepsis kann für die Forschung schädlich sein, allerdings auch das Gegenteil! Der Skeptiker Franz Gross – und viele mit ihm – haben sich vor zwanzig Jahren geirrt.

Manchmal sieht es so aus, als ob sich die Entwicklung des wissenschaftlichen Denkens spiralförmig gestaltet. Durch die Fülle neuer Fakten bewegt sie sich auf einer immer höheren Ebene, kehrt jedoch in der Beurteilung, in der Ideenproduktion horizontal gesehen immer zu dem gleichen Punkt der Spirale zurück. So erleben wir heute, Mitte der neunziger Jahre, wieder eine weit verbreitete Welle der Skepsis in der Einschätzung der Forschungschancen für die Zukunft, gleichzeitig eine Zufriedenheit über den „hohen Therapiestandard" der gegenwärtigen Hochdruckmittel. „Eigentlich haben wir bereits heute viel zu viele Antihypertensiva, die zwar verschiedene Mechanismen angreifen, letztendlich aber fast alle den gleichen Erfolg haben. Schließlich reichen Diuretika und Betablocker. Nur die können die kardiovaskuläre Morbidität und Mortalität reduzieren". (Weil die neueren noch nicht unter diesem Aspekt geprüft wurden). Das sind sinngemäß die Aussagen des fünfzig Seiten umfassenden „Fifth report of the Joint National Committee on detection, evaluation and treatment of high blood pressure", der 1993 im Auftrag der US-Regierung vom *National Institute of Health* veröffentlicht wurde.

Ein wesentlicher Teil des Berichts enthält Richtlinien zur Hochdruckbehandlung, die allein schon sehr restriktiv sind. Kein Wort über Forschung, Wissenschaft und Suche nach neuen Wegen. Lediglich ein Satz als Zwischentitel, der einiges über die Motivation und die Absichten dieser restriktiven Haltung verrät: „Newer classes of antihypertensive drugs are up to 30 times more expensive than generic diuretics and beta-blockers".

Also doch! Die Kostenexplosion des Gesundheitswesens – nicht nur in den USA – blieb das Leitmotiv der oft auch demagogischen Aussagen der Expertenkommission.

Doch hat der Bericht vieles bewirkt. Obwohl sich die wissenschaftliche Öffentlichkeit, vor allem die *International Society of Hypertension*, gegen die ungeheure Vereinfachung wehrte und die praktizierenden Ärzte die Richtlinien offensichtlich (noch) nicht zur Kenntnis genommen hatten, reagierten die für die Forschungsfinanzierung maßgeblichen Institutionen mit budgetären Restriktionen. Auch viele der forschenden Pharmaunternehmen, die die Zukunftschancen schon vor dem Bericht sehr skeptisch beurteilten, haben die Hochdruckforschung drastisch reduziert oder sogar völlig aus dem Programm gestrichen. In der Begründung werden oft auch wissenschaftliche, manchmal verständliche Argumente benutzt. Die konventionelle Pharmaforschung sei auf diesem Gebiet abgenutzt, das Erreichbare erreicht, die notwendig gewordenen neuen Wege wie die Molekularbiologie, Gentechnologie, die Computer-gesteuerte Synthesetechnik usw. seien noch nicht reif genug, um sie in die Zukunftsplanung der Hochdruckforschung einzubeziehen. Und übrigens (wieder): Im Moment haben wir genug, vielleicht viel zu viel. Und am Horizont sind tatsächlich kaum innovative Ansätze zu erkennen.

Vieles an diesen Aussagen trifft zu. Nur die Deutung läßt noch großen Spielraum für die Diskussion übrig. In der Tat gibt es nach knapp fünfzig Jahren der Suche nach neuen Hochdruckmitteln viele wirksame Arzneien, die über verschiedene Mechanismen bei jeweils etwa 60 Prozent der Patienten den Blutdruck normalisieren können. Die Bayerforschung hat einen erheblichen Anteil daran. Ist es zuviel? Sind es zu viele Mechanismen, die letztlich völlig austauschbar sind? Wissen wir zu wenig über die tatsächlichen Mechanismen? Keineswegs. „The problem is not that we know too little, the problem is that we do not know how much we know" (Folkow 1995).

Die fast gleiche Erfolgsquote ist nie bei denselben Hochdruckkranken erreicht worden. Bei „Non-respondern", Patienten, die auf ein Mittel nicht reagieren, wird der Blutdruck oft erst durch Medikamentenwechsel richtig eingestellt. Das beweist nur, wie vielschichtig die Pathogenese des Hochdrucks ist. Es ist auch ein klarer Beweis dafür, daß die Suche nach der „one and only cause" oder zumindest der „single major cause" der Hypertonie, durch die der gegenwärtige „reduktionistische Trend" der Hochdruckforschung gekennzeichnet ist, ein absolut falsches Verständnis einer multifaktoriellen Erkrankung des Menschen unserer Zeit, wie dem Hochdruck, darstellt. Durch die modernen Techniken werden noch andere neue, mitverantwortliche Faktoren entdeckt, neue Therapeutika durch rationalisierte Synthesemethoden gefunden und unter ständig verschärften Bedingungen geprüft werden müssen, um die Erfolge der Blutdrucksenkung in den Erfolg der Krankheitsheilung umsetzen zu können. Denn der ist bis jetzt recht bescheiden. Für eine Eliminierung der Hochdruckkrankheit wie es bei einigen Infektionen durch Impfung und Antibiotika beinahe möglich war, besteht auch dann wenig Hoffnung. Björn Folkow, der große Physiologe und Philosoph der gegenwärtigen Hochdruckforschung, hat 1995 versucht, die Komplexität des Problems so zu formulieren: „This type of cardiovascular disorder, often considered to be a topic mainly for biochemistry and cellular biology, can thus be triggered merely by sustained psychosocial challenges, which via central nervous system neurohormonal messages influence even cellular-subcellular-molecular events"... „all levels of biological organization must be taken in account, both in hypertension and atherosclerosis, because mind and body are facets of the same entity, and in their continuous interactions they are directly influenced by both the physical and the psychosocial environment". Eine integrative Biologieforschung anstatt der reduktionistischen Modeforschung ist gefragt.

Angelangt auf dem Boden des nüchternen Pragmatismus der Pharmakologie, darf man damit schließen: Gut, daß wir so viele verschiedenartig wirksame Hochdruckmittel haben, wir brauchen noch mehr, noch mehr unterschiedliche. Es werden dringend neue Arzneimittel benötigt, die nicht nur den hohen Blutdruck normalisieren, sondern auch solche, die die Entwicklung der Organschäden verhindern und die Lebenserwartung der Patienten verlängern.

Mit den bisherigen Mitteln konnte ein großer Erfolg in der Senkung der Häufigkeit von Hirnschlägen erzielt werden. Das Hauptproblem der Hochdruckkrankheit ist allerdings die hohe Herzinfarktrate. In dieser Hinsicht ist der Therapieerfolg nicht so eindrucksvoll. Die Forschung muß sich umorientieren. Es müssen neue Konzepte für die Suche nach Antihypertensiva mit deutlichem Infarkt-prophylaktischen Effekt erarbeitet werden. Die Blutdrucksenkung allein reicht dafür offensichtlich nicht aus.

Haben die Manager der Pharmaunternehmen richtig gehandelt, indem sie angesichts der zur Zeit nicht aussichtsreichen Forschungsperspektiven die Suche nach neuen Antihypertensiva so drastisch reduziert haben wie es bei Bayer geschehen ist? Wollte man polemisch sein, so müßte man den bekannten Spruch zitieren, daß Menschen immer das Richtige tun, nachdem alle anderen Möglichkeiten ausgeschöpft sind. Nur lassen sich die Probleme des Pharmamanagements in der neuen Umwelt durch polemische Sprüche nicht lösen. Aus dessen Sicht ist die Entscheidung verständlich. In Anbetracht der Komplexizität des Problems läßt eine echte Innovation in der Hochdrucktherapie, insbesondere auch die Gentherapie, auf sich warten. Aber Zeit ist Geld. Und Geld entscheidet über Prioritäten. Bayer und andere Pharmaunternehmen finanzieren keine Rüstungs- oder Raumfahrtforschung, um von da die Ressourcen umdisponieren zu können. So bleibt nur abzuwarten, ob sich die Gedankengänge wieder nach oben entwickeln und ob es nach einem im Augenblick nicht zu erwartenden Ideenschub zu einer neuen Renaissance der pharmakologischen Hochdruckforschung kommt.

Bildnachweis

Abb. 1: In: Comroe JH (1983) Exploring the heart. Discoveries in heart disease and high blood pressure. WW Norton & Company, New York London, 227

Abb. 2: In: Comroe JH (1983) Exploring the heart. Discoveries in heart disease and high blood pressure. WW Norton & Company, New York London, 219

Abb. 3: In: Comroe JH (1983) Exploring the heart. Discoveries in heart disease and high blood pressure. WW Norton & Company, New York London, 223

Abb. 4: Palm D, Hellenbrecht D, Quiring K (1987) Pharmakologie des noradrenergen und adrenergen Systems; Katecholamine, Adrenozeptor-Agonisten und -Antagonisten; Antisympathotonika und andere Antihypertensiva; Pharmakotherapie von Hypertonie, Hypotonie, obstruktiven Atemwegserkrankungen und vaskulären Kopfschmerzen. In: Forth W, Henschler D, Rummel W (Hrsg) Allgemeine und spezielle Pharmakologie und Toxikologie. Wissenschaftsverlag Mannheim/Wien/Zürich, 126

Abb. 5: In: Alstaedter R (1985) Bayer Herz-Kreislauf-Forschung. Tradition und Fortschritt. Vom Kallikrein zu den Dihydropyridinen. Bayer-Broschüre, 56

Abb. 6: Kroneberg G (1985) Wirkungsmechanismus von α-Methyldopa. In: Kaufmann W, Kroneberg G (Hrsg) Alpha-Methyldopa. 20 Jahre Erfahrung und Bewertung. Georg Thieme Verlag Stuttgart New York, 13

Abb. 7: In: Alstaedter R (1985) Bayer Herz-Kreislauf-Forschung. Tradition und Fortschritt. Vom Kallikrein zu den Dihydropyridinen. Bayer-Broschüre, 26

Abb. 8: Rettig R (1985) Diuretika. In: Ganten D, Ritz E (Hrsg) Lehrbuch der Hypertonie. Schattauer Stuttgart-New York, 649

Abb. 9: Häberle DA, Kawata T, Davis JM (1987) The site of action of nitrendipine in the rat kidney. J Cardiovasc Pharmacol 9 (Suppl 1): S22

Abb. 10: In: Comroe JH (1983) Exploring the heart. Discoveries in heart disease and high blood pressure. WW Norton & Company, New York London, 296

Abb. 11: Rettig R (1985) Diuretika. In: Ganten D, Ritz E (Hrsg) Lehrbuch der Hypertonie. Schattauer Stuttgart-New York, 649

Abb. 12: Meng und Kroneberg (1967) Nach Alstaedter R (1985) Bayer Herz-Kreislauf-Forschung. Tradition und Fortschritt. Vom Kallikrein zu den Dihydropyridinen. Bayer-Broschüre, 26

Abb. 13: De Wardener HE, MacGregor GA, Clarkson EM, Fenton S, Alaghband-Zadeh J (1981) Natriuretic hormone and essential hypertension. In: Iwai J (Hrsg) Salt and hypertension. Proceedings of the Lewis K. Dahl Symposium. Igaku-Shoin, New York Toronto, 7

Abb. 14: Fleckenstein A (1983) History of calcium antagonists. Circ Res 52 (Suppl 1): 3–16

Abb. 16: Garthoff B, Kazda S, Knorr A, Thomas G (1983) Factors involved in the antihypertensive action of calcium antagonists. Hypertension 5 (Suppl II): II34-II38

Abb. 17: Kazda S, Scriabine A (1986) Pharmacology of nifedipine. In: Krebs R (Hrsg) Treatment of cardiovascular diseases by Adalat. Schattauer Stuttgart-New York, 43–74

Abb. 18: MacGregor GA, Pevahouse J, Capuccio FP, Markandu ND (1987) Nifedipine, diuretics and sodium balance. J Hypertens 5 (Suppl 4): S127-S131

Abb. 20: Kazda S, Knorr A, Towart R (1983) Common properties and differences between various calcium antagonists. Progress pharmacol 5: 83–116

Abb. 22: Seagar MJ, Takahashi M, Caterall WA (1988) Molecular properties of dihydropyridine-sensitive calcium channels from skeletal muscle. In: Morad M, Nayler W, Kazda S, Schramm M (Hrsg) Bayer AG Centenary Syposium. The calcium channel: Structure, function and implications. Springer-Verlag Berlin Heidelberg New York London Paris Tokyo, 208

Abb. 23: Yanagisawa YM, Kurihara S, Goto K, Masaki T (1988) Endothelium-derived novel vasoconstrictor peptide endothelin: A possible endogenous agonist for voltage-dependent Ca^{2+} channels. In: Morad M, Nayler W, Kazda S, Schramm M (Hrsg) Bayer AG Centenary Syposium. The calcium channel: Structure, function and implications. Springer-Verlag Berlin Heidelberg New York London Paris Tokyo, 578

Abb. 25: Häberle DA, Kawata T, Davis JM (1987) The site of action of nitrendipine in the rat kidney. J Cardiovasc Pharmacol 9 (Suppl 1): S22

Abb. 27: Luckhaus G, Garthoff B, Kazda S (1982) Prevention of hypertensive vasculopathy by nifedipine in salt-loadad Dahl rats. Arzneim-Forsch/Drug Res 32: 1421–1425

Abb. 26 und 28: Kazda S, Garthoff B, Luckhaus G, Nash G (1983) The calcium antagonist nifedipine and its analogues preserve tissue integrity and increase life span in experimental malignant hypertension. In: Hashimoto K, Kawai C (Hrsg) Asian Pacific Adalat Symposium, Medical Tribune Inc. Tokyo, 50–62

Abb. 29: Luckhaus G, Nash G, Garthoff B, Kazda S, Feller W (1985) Healing of malignant hypertensive arteriopathy in Dahl rats by nifedipine. Arzneim-Forsch/Drug Res 35:115–121

Abb. 30: Garthoff B, Kazda S, Knorr A, Luckhaus G, Stoepel K (1984) Pharmacology of a new antihypertensive calcium antagonist nitrendipine. In: Scriabine A, Vanov S, Deck K (Hrsg) Nitrendipine. Urban & Schwarzenberg, S. 19

Bildnachweis

Abb. 31: Kazda S (1988) The calcium channel and vascular injury. In: Morad M, Nayler W, Kazda S, Schramm M (Hrsg) Bayer AG Centenary Syposium. The calcium channel: Structure, function and implications. Springer-Verlag Berlin Heidelberg New York London Paris Tokyo, S. 328

Abb. 32: Corvol P, Galen FX, Devaux C, Ménard J (1985) Renin-Angiotensin-System. Reinigung und biochemische Eigenschaften des Renins. In: Ganten D, Ritz E (Hrsg) Lehrbuch der Hypertonie. Schattauer Stuttgart-New York, S. 145

Abb. 33: Hofbauer KG (1985) Hemmung des Renin-Angiotensin-Systems. In: Ganten D, Ritz E (Hrsg) Lehrbuch der Hypertonie. Schattauer Stuttgart-New York, S. 190

Abb. 34: Hofbauer KG (1985) Hemmung des Renin-Angiotensin-Systems. In: Ganten D, Ritz E (Hrsg) Lehrbuch der Hypertonie. Schattauer Stuttgart-New York, S. 190

Abb. 35: Hofbauer KG (1985) Hemmung des Renin-Angiotensin-Systems. In: Ganten D, Ritz E (Hrsg) Lehrbuch der Hypertonie. Schattauer Stuttgart-New York, S. 187

Abb. 36: Wegner M (1996) Pharmakologische und biochemische Untersuchung mit den NEP-Inhibitoren Ecadotril und (S)-Thiorphan. Dissertation, Universität Bonn, S. 3

Abb. 37: Hirth C, Stasch JP, Kazda S, Wohlfeil S (1988) Physiologische Bedeutung des atrialen natriuretischen Peptids bei Volumenexpansion und Hypertonie: Experimentelle Studien. Z Kardiol 77 (Suppl 2): S. 3

Abb. 38: Knorr A, Hirth C, Stasch JP, Kazda S, Luckhaus G (1987) Antihypertensive and tissue protective effects of nitrendipine. In: Rand MJ and Raper C (Hrsg) Pharmacology. Elsevier Science Publishers, S. 518

Abb. 39: Knorr A, Hirth C, Stasch JP, Kazda S, Luckhaus G (1987) Antihypertensive and tissue protective effects of nitrendipine. In: Rand MJ and Raper C (Hrsg) Pharmacology. Elsevier Science Publishers, S. 520

Abb. 40: Stasch et al. 1991, unveröffentlichte Abbildung

Abb. 41: Wegner M (1996) Pharmakologische und biochemische Untersuchung mit den NEP-Inhibitoren Ecadotril und (S)-Thiorphan. Dissertation, Universität Bonn, 80

Sachverzeichnis

A

Acebutolol 32–34
- (s.auch Prent)
- Kardioselektivität 33
- intrinsische sympathom. Aktivität 33

ACE-Inhibitoren 115–121
- Verträglichkeit 121

Acetazolamid 41, 45, 46
- (s. auch Diamox)
- unerwünschte Effekte 46

Acetylcholin 18

Adalat (s.auch Nifedipin) 63–107
- Gastrointest. Therap. System (GITS) 85
- gewebsprotektive Wirkung 103–107
- Heilung von Gefäßschäden 105
- Retard-Tablette 85

Adrenorezeptoren 20
- Alpha-Rezeptoren 20
- Beta-Rezeptoren 20

alpha-Methyldopa 23–31
- (s.auch Methyldopa Presinol 23)

Alpha-Adrenorezeptoren
- Gehirn 28

Angiotensin 112
- Aminosäurensequenz 113
- Antagonisten 113, 114, 121–124

Angiotensin-I-Konversionsenzym 112, 114
- Funktion 115
- Inhibitoren 109–121
- (s. auch ACE Inhibitoren)

Angiotonin 112

Antihypertensiva 141–144
- Fifth Report JNC 142
- Hirnschläge 144
- Infarktprophylaxe 144
- Prognosen 141
- Therapiestandard 141

Atriale natriuretische Peptide 127–139
- Antikörper, monoklonale 129
- beeinflussende Pharmaka 130–134
- Bestimmungsmethoden 128
- C (clearance) Rezeptoren 135, 136
- C-Liganden 135
- Freisetzung 128, 134
- Herzinsuffizienz 131, 132

Sachverzeichnis

- Hormone 127
- Inaktivierung 136
- neutrale Endopeptidase 136
- Plasmaspiegel 129, 131, 133
- Rezeptoren 135
- second messenger 131
- Wirkung 129

B

BAY 1470 25–31
- (s. auch Xylazin)
BAY K 8644 88
BAY T 7207 133–135
Baycaron (s. Mefrusid) 48–50
Bayer-Management 134, 135
Betablocker 32–34, 142
- Wirkungsweise 32
Blutdruck 3
- Messung 3–6
- Normwerte 7
Bradykinin 114, 117
Bright-Krankheit 5

C

Captopress 119
Captopril 112, 118, 119
Carboanhydrase Hemmung 45, 48
Chlorothiazid 41, 46
Chlorthalidon 46
Cholinesterase 18
Clonidin 25–31
- Hochdruckkrise 30
- Nebenwirkungen 26
- Schnupfenmittel 25–26

Converting Enzym Inhibitoren 109–119

D

Dahl- Ratten 80
- Gefäßschäden 101
- genetische Faktoren und Umwelt 102
- Natriumausscheidung 80
- Nifedipin 80
- Nitrendipin 80
- Vasodilatatoren 80
Denervation der Niere 14
Deutsche Hochdruckliga 9
Diagnostik 2
- Entwicklung 2
Diamox 41, 45–46
digoxin-like immunoreactive substances 59
Dihydropyridine (DHP) 63–107
- endogene Liganden 92
- internationales Symposium 91
- kompetitive Agonisten 88
- Koronardurchblutung 69
- Lizenz an Pfizer 89
- Rezeptoren 87, 88
- stereospezifische Bindung 96
- Struktur-Wirkung Untersuchungen 85
- Wirkungsdauer der Hemmwirkung 85, 86
Diuretika 37–53, 142
- „low"-„high ceiling" 47

E

Ecadotril 137–139
- (s. auch Sinorphan)
- Pumpleistung des Herzens 137
- stroke-prone SHR 137
- transgene Ratten 138, 139

Edrul (s. Muzolimin)

Enalapril 118

endogenous digitalis like factor 57, 60

Endothelin 93–95
- Kalziumkanal-Agonist? 93
- Regulator der Gefäßkontraktion 95
- Struktur 94

Entwicklung von Arzneimitteln 97–99
- finanzielle Aufwendung 97
- Forschung-u. Entwicklungskonferenz 98
- klinische Prüfung 98

Etacrynsäure 40

F

Furosemid 50

G

Ganglienblocker 20
- unerwünschte Wirkungen 21

Gesundheitswesen, Kostenexplosion 142

Guanethidin 21

H

Herzhypertrophie 74–80, 133
- Angiotensin II 78
- Antihypertensiva 78
- Blutdruck 78
- Isoproterenol 78
- Methyldopa 78
- Minoxidil 133
- Nifedipin 79
- Nitrendipin 133
- Regression 79
- Renin, Wirkung auf 75
- stimulierende Faktoren 78
- Vasodilatatoren 78

Herzinfarkt 2, 10, 144

Herzversagen 2, 137

Hochdruck (s. Hypertonie)

Hochdruckkrise 30

Hydrochlorothiazid 46

Hypertensin 112

Hypertonie 1
- Bekanntheitsgrad 10
- Definition 1
- essentielle 7
- kompensatorische 7
- Lebenserwartung 1, 2
- maligne 21
- Morbidität 11
- Mortalität 11
- Nierengefäße 13
- Pathogenese 143

I

Imidazol-Essigester 123

International Society of Hypertension 10

Sachverzeichnis

K

Kallikrein 117
Kalziumantagonisten 64–107
– calcium overload 106
– elektromechanische Entkopplung 66
– Entdeckung 65–68
– gewebsprotektive Wirkung 106
– Herzmuskeldurchblutung 67
Kalziumkanal 89
– Bayer Centenary Symposium 91
– Funktion 91
– molekulare Interaktionen 91
– Struktur 90
Katecholamine 18–23
Khellin 69
Kininase II 114
Kochsalz–kulturelle Entwicklung 35
– als Nahrungsingredienz 35
Kochsalzrestriktion 37
Kochsalzvebrauch 35
– Hirnschlag 36
– Hochdruck 36
– Lebenserwartung 36
Koronardilatatoren 68
– Carbochromen 68
– Dipyridamol 68
– steal-effect 68
kortikoviszerale Theorie 15–17, 31

L

Leron 23
Losartan 121

M

maligne Hypertonie 21
Manometer 3
medikamentöse Sympathektomie 21
Mefrusid 48–51
– (s. auch Baycaron)
– antihypertensiver Effekt 50
– Kombinationspräparate 50
– renales Wirkungsspektrum 48
– Verträglichkeit 50
Methyldopa 23–31
– Dopadecarboxylase 24
– Blut-Hirnschranke 27
– falsche Transmitter Hypothese 24
– Hochdruck in der Schwangerschaft 30
– intracerebrovaskuläre Infusion 28
– zentraler Wirkungsmechanismus 24, 27
Mikropunktion der Niere 42, 100
Miles- Bayer Tochter 89
– Institute of Preclinical Pharmacology 89
– Yale Universität 89
Minoxidil 106, 132–133
Muzolimin 51–53
– (s.auch Edrul)
– antihypertensive Wirkung 52
– Dialyse- Patienten 52
– „high ceiling-long acting" 51
– Niereninsuffizienz 52
– unerwünschte Effekte 52

Na-Ca Austauschmechanismus 56

N

Na-K-ATPase 56
Nervensytem 14–21
Neurochirurgie 14, 17
Neutrale Endopeptidase 136
- Inhibitoren 136
NH-Antagonisten 58–61
- antihypertensive Wirkung 58
NH-Natriuretisches Hormon 55–61
Nierendurchblutung 14
Nierenforschung Bayer 42, 48–53, 125, 130
Nierenschädigung 2, 102
Nifedipin
- Aldosteron 82
- Angina pectoris 64, 70
- Blutdrucksenkung 72
- Dahl-Ratten 80
- Hämodynamik 71
- Herzhypertrophie 79, 82
- Kalziumantagonist 64
- Natriumbilanz 83, 84
- natriuretische Wirkung 80, 83, 84
- Nierendurchblutung 83
- peripherer Widerstand 71
- Plasma Renin Aktivität 82
- SHR-Langzeitbehandlung 81
- Vasodilatation 71
- Vasospasmen 72
- Wirkprinzip 65
Nimodipin 107

- stroke-prone Ratten 107
Nirexon 46
Nisoldipin (BAY K 5552) 85
- lange Wirkdauer in vivo 87
- verlängerte Hemmwirkung 85, 86
Nitrendipin (BAY E 5009) 87, 96–101
- Bindungsstellen 87
- Blutdrucksenkung 87
- klinische Prüfung 97–99
- Mikropunktion der Niere 100
- natriuretische Wirkung 99
- tubuläre Reabsorption 100
- Wirkungsdauer 87
Noradrenalin 18
Novasurol 38–40
- diuretische Wirkung 38, 40
- Syphilistherapie 38

P

Penicillin, renale Elimination 40, 41
Pepstatin 120
Peptidsynthesen 119, 120
Pharmazeutische Industrie
- Forschungsklima 76
- Teamarbeit 77
Prent (s. Acebutolol)
Prenylamin 65
Probenecid 41

R

Renin 111–126
- Aminosäurensequenz 119

Sachverzeichnis

- Gen (m(Ren2)27 124
- Hochdruckpathogenese 124
- Inhibitoren 120
- Plasma-Substrat 112
Rezeptoren-Konzept 19
- Ergotoxin-Umkehr 19
Rompun 30
- (s. auch Xylazin)

S

salzarme Diät 37
Saralasin 113
Schlaftherapie 16
Schlaganfall 2, 10, 144
Sinorphan 137–139
- (s. auch Ecadotril)
Spontan hypertone Ratten (SHR) 74
Sulfonamide 41 – 50
- diuretische Wirkung 41
- Azidose, Natrium und Kaliumverlust 44

T

Teprotid 115
Tetraethylammonium 20
Theominal 38
Thiazide 43–48
- Blutdrucksenkung 43
- diabetogene Wirkung 47
- Harnsäure 47
- Kaliumverlust 47
- natriuretische Wirkung 47
Transgene Ratten 124–126

- Angiotensin-Antagonisten 126
- Nierenfunktion 125

U

Urosympathin 22
vegetatives Nervensystem 17–20
- Impulsübertragung 17

V

Verapamil 66, 67

W

Weltgesundheitsorganisation 9

X

Xylazin 25–31
- (s. auch BAY 1470, Rompun)
- Anästhesiologie 30
- Blutdrucksenkung 28
- Perfusion der Hirnventrikel 28

Z

zentrale alpha-Adrenorezeptoren 27–30

Springer Verlag und Umwelt

Als internationaler wissenschaftlicher Verlag sind wir uns unserer besonderen Verpflichtung der Umwelt gegenüber bewußt und beziehen umweltorientierte Grundsätze in Unternehmensentscheidungen mit ein. Von unseren Geschäftspartnern (Druckereien, Papierfabriken, Verpackungsherstellern usw.) verlangen wir, daß sie sowohl beim Herstellungsprozess selbst als auch beim Einsatz der zur Verwendung kommenden Materialien ökologische Gesichtspunkte berücksichtigen.

Das für dieses Buch verwendete Papier ist aus chlorfrei bzw. chlorarm hergestelltem Zellstoff gefertigt und im pH-Wert neutral.

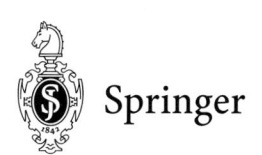

Springer

Druck: Saladruck, Berlin
Verarbeitung: Buchbinderei Lüderitz & Bauer, Berlin